医師がすすめる男のダイエット

井上修二
Inoue Shuji

a pilot of wisdom

目次

はじめに

男性には不利なダイエット

近年、メタボリックシンドローム（内臓脂肪症候群）が大きな話題になっています。以前、お腹《なか》をぽっこり突き出し「デブ」と呼ばれたおじさんも、今では「メタボ」と揶揄《やゆ》されるなど、メタボリックシンドロームという言葉はすっかり定着した感があります。

この言葉は、生活習慣病にかかる前の状態や軽度の生活習慣病が、単独で発症するより肥満と合併して発症したほうが、狭心症、心筋梗塞《こうそく》といった虚血性心疾患になりやすい高リスクの病態であると認識され、ＷＨＯ（世界保健機関）、ＩＤＦ（国際糖尿病連合）によって提唱されたものです。

メタボリックシンドロームの該当者とその予備群は、四〇〜七四歳の男女合わせて約二〇一〇万人もいることが、厚生労働省の調査によってわかっています。その上、女性の場合は同年代の一九・二％が該当者・予備群なのに対して、男性の場合は五六・二％と三倍近くも多いのです（『平成19年国民健康・栄養調査結果の概要』厚生労働省）。

生活習慣病の最大の敵は肥満であり、生活習慣病を予防し改善するための体重減少対策に最も大きな効果があるのが、食生活と運動習慣（身体を動かすこと）です。両者は自転車の両輪のようなもので、どちらが欠けても効果は少なく、長続きしません。

よく聞かれる「ダイエット」という言葉は、もともとは食事療法のことです。肥満の改善に食事療法が欠かせないことから、ダイエットは「食事療法によって体重を減少して、肥満を改善する」という意味でしたが、今では「体重の減少」という広い意味で使われるようになりました。

ところが現実には、出っ張ったお腹をさすり、健康のために、やせなくてはいけないことがわかっていながら、そのために何か具体的な行動を起こしている男性がどれほどいるかというと、まだまだ少ないといわざるを得ません。

少なくとも週五日は会社での生活を余儀なくされている男性サラリーマンにとって、一日三食のうち一食ないし二食は外食になることが多く、食生活は大きく制限されています。ダイエットにとって、これはとても不利なことです。

すべての外食のメニューがそうとはいい切れませんが、多くは高カロリーで塩分過多、メニューもマンネリになりがちで、食べる量もコントロールしにくいものです。脂肪摂取の増加、朝食抜きや昼食抜き、空腹時間が長く、一時に多くとるまとめ食いやどか食いといった食べ方、夜の多食など、不規則な食生活、誤った摂食パターンが肥満になりやすく、やせにくい身体にさせてしまうのです。

人類は、約四〇〇万年の歴史のあいだに経験した長い飢餓《きが》状態を経て、摂取するエネルギーが減れば、消費するエネルギーも減らして生命を守るという「適応（アダプテーション）」という能力を身につけてきました。この能力がなかったら、人類はどこかの時代で絶滅していたと考えられます。

したがって、摂取するエネルギーを減らせば消費するエネルギーも減るので、「やせにくい」というのは、現代人のすべてがもっている体質です。このことを乗り越えてやせるために、適度の食事制限に加えて運動習慣がどうしても必要で、それも継続して行わないと効果がないことがわかってきました。

しかしそうはいっても、朝早く出勤し、夜遅くまで働き、家では食べることと寝ることだけという会社人間には、運動をする余裕もないという現実があります。

こうした不利な条件をかかえた男性に、女性と同じ方法でダイエットしなさいといってもむずかしいところがあります。

食生活の改善が苦手な中高年

戦後の食糧が乏しい時代を経験した団塊世代をはじめとする中高年にとって、幼いときに身についた食行動は、彼らの食生活の改善をより苦手なものにしているともいえます。

幼いとき、病気になると「おいしいものをたくさん食べれば、元気になれる」と励まされたものです。食事こそが、元気をとり戻す最大の武器でした。

この世代の男性の多くは、茶碗《ちゃわん》にご飯粒一つも残せない、いわば「もったいない世代」で、お腹がいっぱいになったからといって食事を平気で残すことができません。濃い味に慣れ、食卓にたくさんの品数が並んでいることが、おもてなしであると思い込んでいます。また、料理はすべて、家にいる奥さん任せですませてきました。

時代が変わって、食物があふれるようになった現在では、このような食行動を変えなくては、過食、過栄養、偏食になってしまうのは明白です。最もダイエットが必要なはずの中高年の成功率が、現実には最も低いというのもうなずけます。

変化した体型に対する社会の目

昔は、会社の社長というと、でっぷり太っていて貫禄《かんろく》があるというイメージが強く、やせている人は病弱で、貧相で、たよりなく、出世にもマイナスになると思われがちでした。たしかに、「百貫デブ」と太っている人をからかう言葉もよく聞かれましたが、そこにはどこかおおらかなニュアンスが感じられていた気がします。

ところが、時代とともに、体型に対する社会の目は、「やせていることは美しく、太っていることは醜い」と紋切り型になってしまったようです。そのことを逆手にとってお笑いを誘う芸人まで登場していますが、現在は太っていることは何かにつけてマイナスであり、きちんと自己管理ができないからだと思われて、就職や昇進にも悪い影響をもたらしかねない状況になっています。

ダイエットによって、スリムになりたいという願いは女性の専売特許ではなく、男性にとっても切実な問題になってきています。

わずかな体重減でも効果がある

体重が一〇〇キロ以上もある人が、五〇キロ台、六〇キロ台にまで体重を落とすことは至難の業です。

ところが、現体重の五%、一〇〇キロなら五キロ体重を減らすことで、肥満に生活習慣病が合併した病態、すなわち肥満症の半分以上の人が症状を正常にすることができることが明らかになりました。世界的に〝体重の五%減〟が肥満症治療の目標になっているのは、そのためです。

二〇〇八年四月からは国をあげて、生活習慣病を予防する「メタボ対策」がスタートしました。この対策は、虚血性心疾患につながる生活習慣病の予防と、軽度の生活習慣病の改善を主目標とするものです。

日本人は欧米人と比べて肥満の度合いが小さく、実際に三キロの体重減とそれに伴うウエストサイズ三センチ減でメタボリックシンドロームを脱することができることから、日本肥満学会は、「三キロの体重減、三センチのウエストサイズ減」を目標とする「サンサン（三《さん》・三《さん》）運動」を推進することにしました。

肥満症一歩手前のメタボリックシンドロームの人は、体重を三キロ、それに伴いウエストサイズを三センチ減らし、病的な肥満症の人は体重を五％減らす。そして減らした体重を維持することでそれらの症状から脱することができるのです。このくらいのことでしたら、今すぐにでもはじめてみたいという気になるでしょう。

本書は、ダイエットにとって不利な条件をかかえた男性を主対象に、メタボリックシンドロームや肥満症とはどういうものかを理解していただき、その改善や予防に向けた、実現可能な対策をまとめたものです。

まずは食習慣や食事の質を改善すること、運動習慣をつけることが基本ですが、食生活にも積極的に関心をもち、食の知識や技術を身につけ、すべてを奥さん任せにしないことも、ダイエットによる健康づくりにとっては重要なことです。

早速、健康になるためのダイエットをはじめましょう。

第一章　ダイエットがうまくいかない理由

人はなぜ太るのか

人はなぜ太るのでしょうか。太るというのは、どういうことなのでしょうか。その理屈は、ある意味ではとてもシンプルです。

食物をとると、消化器官の働きが正常であれば、エネルギーをもつ三大栄養素（炭水化物〈糖質〉、タンパク質、脂質）の約九五％は吸収されます。消化管の吸収能力をおさえて摂取量を実質的に減少させる薬や機能性食品もありますが、その効能はそれほど大きなものではありません。したがって、太ってしまったということは、体内に摂取されたエネルギーの量が、体内で消費されたエネルギーの量より多くなった結果なのです。

肥満＝摂取エネルギー＞消費エネルギー

摂取エネルギーと消費エネルギーの量が同じであれば体重は変わりませんが、摂取量が消費量を上まわった状態が続けば、余ったエネルギー（体脂肪）は脂肪細胞に蓄えられて肥満に向かっていきます。脂肪が脂肪細胞だけでなく肝臓や筋肉に蓄えられることもあり、健康にとって弊害になっています。

人間の身体は、とりすぎたものを何もしないでゼロにすることはできませんから、消費しないとひたすらため込み、それが肥満につながるのです。

大食いであったり、高カロリーの食物が大好きな人のほうが摂取エネルギーの過剰を起こしやすいのはたしかですが、それだけで肥満につながるとは必ずしもいい切れません。肥満は、食事の量が多いとか少ないとか、食物のカロリーが高いとか低いとかにかかわらず、摂取エネルギーが消費エネルギーを上まわっているかどうかで決まるのです。

かりに、毎日二〇〇〇キロカロリーを摂取している人が一六〇〇キロカロリーしか消費していなかったら、四〇〇キロカロリーのエネルギーが余ってしまいます。余った四〇〇キロカロリーに相当する脂肪の量は約四四グラムですが、脂肪細胞には二〇%の水分が含まれていますので、体重に与える影響は約五三グラムになります。もし、毎日四〇〇キロカロリーのエネルギーオーバーが一ヶ月続くと、約一・六キロの体重増加につながります。

問題は、消費エネルギーの減少にある

世界の国々では今、先進国に限らず食料不足の国を除いた発展途上国においても、肥満の増加が大きな問題になっています。日本でも、昭和五一年から平成一八年までの三〇年間に、特に男性は約二倍に増加しています（『平成18年国民健康・栄養調査結果の概要』厚生労働省）。

にもかかわらず、成人の一日の平均摂取量は約二〇〇〇キロカロリーで、以前と比べてむしろ減り気味なので（『平成19年国民健康・栄養調査結果の概要』厚生労働省）、現代の肥満増加の最大の原因は、食べすぎによる摂取エネルギーの増加というよりも、運動不足による消費エネルギーの減少であると考えられています。この現象は、他の先進諸国や一部の発展途上国でも同じ傾向にあります。

消費エネルギーは、生命を維持するために不可欠な基礎代謝エネルギー（空腹時、安静状態で生命活動を維持するのに必要な最小のエネルギー）、身体を動かすときに消費する活動代謝エネルギー、そして熱産生エネルギーの三つに分けられます。

熱産生エネルギーには主に、食事誘導性熱産生（食物を消化吸収するときに発生する熱エネルギー）と、低温曝露《ばくろ》下《か》熱産生（低温下で体温三六度を維持するために発生する熱エネルギー）などがあります。

消費エネルギーの約七〇％が基礎代謝エネルギー、約二〇％が活動代謝エネルギー、残りの約一〇％が熱産生エネルギーという割合ですが、運動不足が続くと活動代謝だけでなく基礎代謝も減少してしまいます。基礎代謝は消費エネルギーの約七〇％を占めているだけに、その減少は消費エネルギーの著しい減少を招くことになり、運動不足が続いている状態では、ちょっと食べすぎても身体は脂肪をためやすくなってしまうのです。

交通手段の発達などによって、あまり身体を動かさなくても生活できてしまう現代社会。私たちは、食物が豊かで運動不足になりがちな、太りやすい環境下に暮らしているのです。

否定できない遺伝の関与

両親が肥満でない場合は、子どもが肥満になる可能性は約一〇％なのに対して、両親のどちらかが肥満の場合は約五〇％、両親とも肥満の場合は約八〇％にもなるといわれています。

最近は、これらの理由として、両親と同じ生活習慣が影響している他、食欲をおさえる遺伝子や、消費エネルギーをおさえる遺伝子など、分子生物学の発達によって肥満に関係する遺伝子が多く見つかり、肥満に遺伝が関与していることは否定できなくなりました。

人間における肥満の遺伝には、遺伝子を構成する構造がまったく異なるために起こる単一遺伝子異常によるものと、遺伝子が集簇《しゅうぞく》（群がり集まっていること）している染色体異常、遺伝子を構成する塩基やつくられたタンパクのアミノ酸の配列が一ヶ所だけ異なるために起こる単一遺伝子多型《たけい》（SNPs）によるものなどがあります。

単一遺伝子異常のもので臨床的に注目されているのは、摂食の減少と消費エネルギーの増加に関係するレプチンという物質をつくり出すob（obese　過度に肥満の）遺伝子です。obＯ遺伝子は、肥満の原因遺伝子として、最初にマウスで、その後に人間でも見つかりました。しかし、ob遺伝子異常による肥満は、世界的にも数家系にしか見つかっていない稀《まれ》なものです。

一方、単一遺伝子多型によるものは発症頻度が高く、中でも熱産生エネルギーに働く

β《ベータ》3アドレナリン受容体遺伝子異常は、日本人の場合、イヌイット（極北ないし亜極北地帯に住むモンゴロイド系の民族）、ピマインディアン（アメリカ・アリゾナ州の居住区に住む民族）に次いで多く有し、肥満の増加に影響しています。

軽視できない環境的要因

太りやすい体質は遺伝するとなれば、太る家系に生まれた人のダイエットは成功しにくいのでしょうか。実は、そんなことはありません。肥満の遺伝的な要因は、食生活や運動習慣をはじめとした生活習慣などで打ち勝つことができる程度の関与なのです。

熱産生エネルギーの増加に作用するといわれるβ3アドレナリン受容体遺伝子異常は、日本人の約二〇％に見つかっているのに、アメリカの白人にはわずか数％しか見つかっていません。そうであるならば、アメリカ人のほうが肥満は少ないはずですが、実際にはアメリカは「肥満の大国」といわれています。その理由はファストフードを中心とした彼らのふだんの食生活を見れば容易にわかることです。

遺伝三〇、環境（生活習慣）七〇といわれるように（『肥満・肥満症の指導マニュアル』日本肥満学会編集委員会編・医歯薬出版）、肥満の原因として遺伝要因よりはむしろ食生活や運動習慣など、ふだんの生活習慣、環境要因が大きくかかわっています。親（とくに母親）がふだんから太りやすい食事をとり、ほとんど運動しない生活をしていれば、子どもがその影響を強く受けやすいことは間違いありません。

肥満になりやすい体質は遺伝することもありますが、生活習慣を改善しても避けられないような重大な影響を与える遺伝子異常は非常に少なく、肥満は生活習慣の改善によって克服できるものなのです。

ストレスによる食べすぎが肥満を招く

成果主義、不規則な労働時間、複雑な人間関係など、企業社会におけるストレスははかりしれません。ストレスホルモンのアドレナリンが増加すると、心臓に栄養を送る冠状動脈が締め付けられるため、心疾患による突然死の危険性が常にあります。

ストレスが非常に強い場合、食欲不振になるものですが、軽度のストレスは、睡眠や休息以外に飲食で紛らすことができます。

しかしそれが高じてしまうと、どか食い、まとめ食い、やけ酒、深酒などにつながります。さらには、空腹感がなくても、手当たり次第に食物を口に運んでしまう気晴らし食い症候群（大食症、やけ食い症候群）、あるいは激しく飲食してしまう神経性大食症（過食症）といった精神科的疾患になることもあります。

食物には精神安定剤のような効果があるため、食べることでストレスや不安を解消しようとする代償的行動の結果として食べすぎになることがあります。努力してこのことをコントロールしないと、やせられないのです。

それまでの偏った食生活や運動不足で肥満になると、身体は省エネモードになり、余ったエネルギーを脂肪に変えるインスリンが過剰に分泌され、脂肪をため込む作用をさらに高め、肥満の悪化へと突き進むことになります。

中高年になると太りやすくなる

心臓を動かしたり呼吸をするなど、生命を維持するために消費される基礎代謝（安静時代謝）エネルギーの量は、二〇～四〇代男性は一日約一五〇〇キロカロリー（女性は約一二〇〇〇キロカロリー）です。

ところが、この基礎代謝エネルギー量は一〇代がピークです。その後は、年齢を重ねるにしたがって減少していくため、一日に必要な総消費エネルギー（基礎代謝エネルギー＋活動代謝エネルギー＋熱産生エネルギー）の量も、以前より少なくてすむようになります。にもかかわらず、一〇代と変わらない食事メニューで、同じ量のエネルギーを摂取していれば、太らないほうが不思議です。

年齢階級別に男性の肥満の割合を見ても、二〇代が二一・三％、三〇代が二八・六％、四〇代が三三・〇％、五〇代が三四・三％、六〇代が三二・七％と、五〇代までは年齢が上がるにつれて高い割合になっていることがわかります（『平成19年国民健康・栄養調査結果の概要』厚生労働省）。

「中年太り」という言葉があるように、中高年が太りやすいのは、基礎代謝エネルギーの減少に伴い消費エネルギーが減少しているのに摂取エネルギーが若いときと変わらないことに、その原因の一端があるのです。

ダイエットで減らすのは、余分な体脂肪

私たちの身体は、生命の維持に欠かせない脳神経、内臓、筋肉、骨格、体水分からなる活性組織と、飢餓や病気になったときに備えてエネルギーを蓄えておく体脂肪から成り立っています。健康で普通の体重の人でしたら、活性組織が約八二％（水分約六〇％と固形分約二二％〈タンパク質一七％、灰分五％〉）、体脂肪が約一八％という割合です。このうち、体脂肪の割合（体脂肪率）が男性は二五％（女性は三〇％）を超えた状態が肥満です。

肥満には、活性組織の量は変わらずに体脂肪の量だけが増える場合、活性組織の量が減少して、体脂肪の量が増える場合などがあります。いずれにしても、体重は、医学的に活性組織に体脂肪を加えて計算されるので、体重が多いからといって、すなわち肥満ということではなく、体重は増えていないのに肥満になってしまう人もいます。

スポーツ選手は、筋肉を鍛えているために活性組織の割合が増えて体重は増加しても、体脂肪の割合は以前と変わらないために、肥満ではなく筋肉太りといわれます。逆に、ファッションモデルのように筋肉が少なくてほっそりしていても、体脂肪の割合が基準より多くなれば隠れ肥満になります。

ここではっきりしておきたいのは、ダイエットで減らすのは、身体についた余分な体脂肪だということです。体脂肪を減らすことによる体重の減少がダイエットの目的であることを忘れないでください。

これまでの失敗に学ぶ

太るということが、摂取エネルギーが消費エネルギーを上まわるという単純なことなら、やせることは簡単にできてもよいはずです。それなのに、多くの人がダイエットに失敗ばかりしています。そのためか、「これをすれば簡単にやせられる」といったお手軽ダイエットがとても人気ですが、その多くは効果が一時的なもので、きちんとした結果を出すものはほとんどないのが現状です（お手軽ダイエットの問題点は40ページ表1参照）。

ダイエットとは、部分的に太っているところを細くするのでも、手段を問わずに単純にスリムになるということでもありません。身体の中から、余分な体脂肪をとり除いて健康障害、とくに生活習慣病にかかりにくいコンディションにもっていくことであり、その状態を持続させることです。

そのことを忘れて、目先のことや目新しさだけに気を奪われて、はじめから結果が出るとは思えないダイエットにばかり手を出していても成功するはずはありません。

ダイエットの目標は、健康の面からは、病的な肥満である肥満症やメタボリックシンドロームからの脱却です。肥満症の人は六ヶ月で現体重の五％減、メタボリックシンドロームの人は三キロの体重減とそれに伴う三センチのウエストサイズ減です。この場合の体重減は、体脂肪の減少によるものでなくてはなりません。いずれも、三〜六ヶ月ほどかけて減らし、次の六ヶ月から一年は、減らした分を維持するという持久戦でなければ結果は出ません。多くの人が、途中で挫折してしまうのは、一ヶ月で体重を一〇キロ減らそうなどと、短兵急に結果を求めてしまうからです。

挫折を教訓にしなければ、前には進めません。なぜ失敗ばかりしていたのか、その原因をよく考えて、自分なりに確実に続けられる方法を見つけ出すことが何よりも大切です。

検証1　動機があいまいではなかったか

「どうも最近、お腹の出っ張りが気になる。ちょいモテオヤジ、ちょい不良《ワル》オヤジを気取って、今どきのファッションを楽しみたい」などと、見た目をなんとかしようというのもダイエットの動機の一つで、そのことは決して悪いことではありません。

しかしそれ以上に、健康診断の結果が予想以上に悪くて、医師から「このままでは後悔することになりますよ。今すぐに、本気でやせる努力をしなさい」と強くいわれれば、だれだって怖くなり、何としてでもダイエットを成功させようと思うに違いありません。ダイエットを成功させるためには、動機は強くて具体的であるほうが望ましいことはたしかです。その点で、「メタボ対策」をうまく利用して、その動機を高めるのに役立てることをおすすめします。

また、ダイエットを志す人にとって、「人はなぜ太ってしまうのか」のメカニズムを知り、「自分にはなぜダイエットが必要なのか」という理由を、健康診断の検査結果、体重などの数値によってはっきり認識しておくことは、ダイエットに対する意識を高め、確実に続けようとする強い動機づけにつながります。

検証2　数値目標を決めていたか

ダイエットの数値目標は、どのくらいの期間で、体脂肪減に伴うどのくらいの体重減少を達成するかを決めることにあります。期間が短すぎると身体に負担がかかりますし、期間が長すぎるとダイエットをしているという意識は散漫になります。

くり返しになりますが、肥満症の人は六ヶ月で現体重を五％減らし、メタボリックシンドロームの人は三〜六ヶ月ほどで現体重を三キロ減とそれに伴う現ウエストサイズを三センチ減にし、いずれも次の六ヶ月から一年は、減らした体重を維持することです。これは、日本肥満学会が推奨する目標値です。

たとえば、体重八〇キロの肥満症の人なら、五％にあたる四キロを六ヶ月かけてゆっくり減らそうというわけです。身体についた体脂肪一キロを減らすのに七〇〇〇キロカロリーのエネルギーが必要ですから、四キロの場合は二万八〇〇〇キロカロリー。それを六ヶ月（一八〇日）で減らすわけですから、一日あたり約一五五キロカロリー余分に消費すれば達成できるという計算になります。

約一五五キロカロリーなら、四〇分のウォーキングで消費できます。これなら、毎日無理なく行えるでしょう。

ダイエット中は、面倒がらずに必ず体重をはかります。たとえわずかでも、数値目標に確実に近づいていることがわかればうれしいものですし、そのことが自分を奮い立たせてくれます。数値目標を決めない無計画なダイエットでは、失敗の確率を高めることは明らかです。

検証3　焦ったり欲張ったりしていなかったか

俳優が、一ヶ月で体重を五キロ減らした、一〇キロ減らしたとインタビューにこたえているのを耳にすることがあります。いくら役づくりのためとはいえ、短い期間にこれほど大幅に体重を減らす過激なダイエットは、「やせる」というより「やつれる（やせ衰える）」といったほうがよく、体調をくずしてしまう危険があります。

ダイエットのプロセスは、一般的に次の三段階に分けられます。

第一段階は、ダイエットをはじめた直後。ちょっと食べる量を減らし運動するだけで、すぐに体重が落ちます。この時期に減るのは、主として身体の水分です。

第二段階は、ダイエットがペースダウンする停滞期です。この時期から、主として体脂肪が減少しますが、第一段階と同じことをやっているにもかかわらず、なかなか結果が出ないために、焦って食べる量を極端に減らしたり、過激な運動に走りやすくなります。挫折するのも、この時期が最も多いようです。食事量をふだんの三分の二ほどに減らすか、食事制限はそのままにして、運動をしっかりと行うことが大切な時期です。

第三段階は、目標を達成して、その体重を維持していく時期です。ここでも、食事制限を少しゆるやかにして、運動は続けることが大切です。

段階ごとに無理のない目標値を設定して、目標を達成したらその体重を維持した状態に身体を慣らしてから次の段階へ進むやり方をとり入れると、挫折する可能性は少なくなります。

もし、大幅に体重を落としたいというときは、この第一段階から第三段階までをワンクールとして、これを何クールかくり返すというやり方もできます。

大切なことは、わずかなことであっても、きちんと続けること、習慣にしてしまうことです。

検証4　精神力にたよっていなかったか

「ダイエットに失敗ばかりしているのは、自分の意志が弱いからだ。やはりダイエットには、かなりの我慢や根性が必要なんだ」と思っていたのではないでしょうか。

また、ダイエットの方法がワンパターンだったのではないでしょうか。いつも同じやり方ではマンネリに陥り、マンネリになればすぐに飽きてしまいます。

飽きてしまったという理由でダイエットをやめてしまっては、それまでの労力がすべて水の泡となってしまいます。飽きない工夫をする余地は、いくらでもあるはずです。

検証5　自分はいつも食べすぎるという自覚はあったか

自分は食べることが大好きだからと、太った原因をきちんと自覚している人がいる反面、「自分は絶対に大食いではない」と真顔でいい張る太った人を見かけることがあります。

ところが、その人は間違いなく太っているわけですから、摂取エネルギーが消費エネルギーを上まわるほどに食べていたことは明らかです。食べすぎて肥満になったことに気づいていない人には、一日に食べた量を記録する食事日記をつけてもらい、自分は食べすぎであることをはっきりと自覚してもらうことが大切です。ここでも、「メタボ対策」の指導を利用する価値はあります。

エネルギーがゼロの水を除けば、口に入れた食物はすべて「太る材料」になります。自分は食べすぎだという自覚のない人には、体重を毎日はかり、食べたものを毎日ノートに書き残す習慣をつけることが役立ちます。

検証6　食事だけ、運動だけのダイエットをしていなかったか

肥満は、摂取エネルギーが消費エネルギーを上まわった結果ですから、摂取エネルギーを減らして消費エネルギーを増やせばやせられます。

摂取エネルギーを減らすには、食べる量を減らす、カロリーの高い食品をひかえるなど、食事をコントロールすればよいのですが、過酷な食事制限をすると、「やせる」のではなく「やつれ」てしまいます。

ダイエットで減らすべき体脂肪は、運動をして消費エネルギーを増やさなければ減らないというやっかいなものです。

一方、好きなものを食べたいだけ食べて、運動だけでやせようというのは運動を過信しています。

ダイエットを成功させるには、食事のコントロールと運動とを必ず併用することがポイントです。はじめたときは、食事と運動の割合を八対二にして、徐々に六対四と運動の割合を増やしていくとよいでしょう。

検証7　ダイエットそのものが間違っていなかったか

「これをすれば、一ヶ月で四、五キロやせられる」といった、興味をひかれるダイエット情報がちまたにはあふれています。

その多くは、一つの食品に含まれている栄養素や成分を強調して、「その食品だけを食べれば、やせられる」といったものです。

何度も挫折している人にとって、そのお手軽さや目新しさについ引き寄せられてしまうのは無理もないことですが、こうした見せかけの過激なダイエットは、医学や栄養の面からトラブルが発生することが多く、さまざまな健康障害をもたらします。

スタート当初は、肌あれ、動悸、息切れ、貧血、めまい、立ちくらみなどの症状がよく見られます。こうした症状は、身体が助けを求めている証拠ですが、そのことを無視し続けていると、やがては活性組織（筋肉や骨など）まで減ってしまって病気になったり、食べることが怖くなって拒食症にいたることもあります。

そのようなお手軽なダイエットはトラブルも多く、効果は一時的なもので、「百害あって一利なし」です。

こんなお手軽ダイエットは効果がない

単品と偏食、部分やせ・局所やせ、やせる薬といったお手軽にできるダイエットのおすすめ文句には、ある共通点が見られます。それは、短い期間で大きな効果が得られること、リバウンドも副作用もなく安全なこと、体験者の感想を、まるで科学的な効果があったかのように強調していることなどです。

もし、広告の甘い誘惑にのって、お手軽ダイエットに安易に走ってしまったら、最悪の場合は死にいたることにもなりかねません。

よく耳にするダイエットのどこが問題なのかを整理したのが40ページの表1です。

◎水絶ちダイエット

人の身体からは、尿として約一・五リットル、便として約〇・一リットル、不感蒸泄《ふかんじょうせつ》（発汗以外に息や皮膚から体外へ蒸発する水分）として約一リットル、合計約二・六リットルの水分が、一日に体外に出ています。

水分の量が不足すると、のどが渇いたといって水を飲んだり食事などで水分を補給します。体内の水分の量が常に一定になるように、脳が管理しているわけです。ここで、一滴の水も飲まないようにすれば、一日に体外に出る水分の量と同じ約二・六キロの減量ができるというのが、水絶ちダイエットの根拠です。

しかし、食物には水分が含まれていますし、炭水化物と脂肪が酸素の力を借りてエネルギーに変換されたあとには水と炭酸ガスが残るので、体内で水はつくられています。したがって、実際にはこの計算通りに減量できるわけではなく、かりに一週間や一〇日ほど水絶ちダイエットを続けて体重が減ったとしても、その大部分は体水分が減少しただけで、肝心の体脂肪はほとんど減っていません。

それどころか、水分をとることを我慢すれば脱水症状になり、血液が濃くなって血管がつまりやすくなり、脳梗塞や心不全を起こしかねません。さらに脱水が進み、体水分が三五％以下になれば脱水症状で死亡します。危険ですから、絶対にしてはいけません。

ダイエット中には、一般的に食事からとる水分が減りがちになるので、むしろ意識してふだんより多めに水をとることが大切なのです。

◎水だけダイエット

水をどんなにたくさん飲んでも、腎臓が正常に機能していれば、余分な水は腎臓、肺、皮膚を通じて体外に出されるため、体内に残ることはありません。水を飲みすぎたからといって太ることはなく、ぼてぼてのお腹をつまみながら、水太りしたと嘆くことは誤りです（心臓や腎臓が悪いと、水のとりすぎで水分は体内に残り、浮腫があらわれます。このときは、体重が増えます）。

他の食事はいっさいとらず、毎日カロリーゼロの水だけを二リットル以上飲んでやせよ

表1 お手軽ダイエットの問題点

パターン	主なダイエット	問題点・評価
摂取エネルギーゼロ	絶食、断食、水だけなど	体脂肪だけではなく筋肉や内臓、骨など活性組織まで減らしてしまうため、体調をくずす危険性が大きい
単品と偏食	主食抜き、油抜き、唐辛子、コンニャク、玄米、中国茶、ウーロン茶、サラダ、フルーツ、パイナップル、キノコ、キャベツなど多数	
部分やせ・局所やせ	もみ出し、低周波、ダイエットテープ、腹筋体操、EMSベルトなど	腹筋体操で筋肉を引き締めることはできても、皮下脂肪を部分的に減らすことはできない
短期間の体重減	サウナ、サウナスーツ、水絶ちなど	体内の水分が減っただけで、体脂肪を減らすものではない
美容効果と痩身効果の混在	やせる石鹼、やせる化粧品、エステティック、マッサージ、ヨガなど	皮膚表面の美容、引き締める効果と、皮膚の下の体脂肪を減らす痩身効果は異なる
やせる薬	店頭販売、インターネット販売のやせ薬、便秘薬、利尿剤など	厚生労働省が認可した肥満症治療薬はマジンドールのみで、医師の処方がなければ入手できない。やせ薬は副作用による事故も多発し問題が多い
やせる食品・サプリメント	プロテイン、ギムネマ、ガルシニア、L-カルニチン、キトサン、カテキン、カプサイシン、グァバエキス、カイアポ、アミノ酸など多数	厚生労働省が認可した保健機能食品(特定保健用食品と栄養機能食品)を除いて、健康食品の効果・効能は科学的に証明されていない。認可されたものでも、単独ではなく、食事制限や運動と併用することが必要

うというのが、水だけダイエット（ウォーターダイエット）です。

しかし、この方法にも大問題があります。水分をとることで脱水は防げますが、生きていくのに必要な栄養素はまったくとれず、体内にある栄養を使うだけになりますから、間違いなく栄養失調になります。長く続ければ、死亡することにもなります。

◎サウナダイエット

サウナに通うなどして、汗をたくさんかいて体重を落とそうというのがサウナダイエットです。

大量に汗をかけば、体重が一時的に減ることはありますが、体内の水分が減ったにすぎず、体脂肪が減ったというわけではありません。しっかり汗をかいたのに水分をとるのを我慢すれば脱水症状を起こし、血液の濃度が上がって脳梗塞や心不全の危険が高まり、死を招くことさえあります。ましてや、サウナから出てビールを飲めば、体内の水分は元に戻ってしまいます。ダイエットをしようとサウナに行くのは、まったくもって無意味なことといえます。

◎やせるお茶ダイエット

中国茶の中でも代表的なウーロン茶には、脂肪を分解するサポニンという成分がわずかながら含まれています。「油っこい料理を食べても中国人が太らないのは、ウーロン茶のおかげ」といわれると、つい納得してしまいがちです。

サポニンにはわずかながら脂肪を分解する働きがありますが、身体中の体脂肪を分解してくれるほどの効果はありません。宣伝文句のように、少ない量で体脂肪を簡単に流してくれるお茶はないことを覚えておいてください。

ウーロン茶以外に、プーアール茶やハト麦茶が減肥茶（やせるお茶）として出まわっていますが、そのほとんどに、利尿を促進したり便秘を解消する漢方薬が配合されています。排尿や下痢で水分が体外に出れば一時的に体重は減りますが、肝心の体脂肪の量が減ったわけではありません。

中国茶はノンカロリーなので、ダイエット中に甘いジュースや炭酸飲料を飲むよりはましですが、中国茶を飲むだけでやせることはできません。

◎便秘薬ダイエット

「宿便《しゅくべん》をとって○○キロやせよう！」といった便秘薬の宣伝文句を見かけます。宿便（滞留便）というと、排水管の水あかのように便が腸壁にこびりついていると思われがちですが、大腸内視鏡検査をしても、そうしたものはどこにも見あたりません。

腸の壁の細胞は新陳代謝がとても早く常に粘液を出していますし、蠕動《ぜんどう》運動（カイコのような動き）をしていますから、かたまった便が腸壁にこびりつくことはできません。宿便とは、便秘のために腸の中にたまってしまった食物残渣《ざんさ》（栄養分が吸収されたあとの滓《かす》）のことをいいます。

ひどい便秘の人には、大腸内に三〜五キロの食物残渣がありますので、便秘薬の服用や腸内洗浄によって全部出してしまえば、その分の体重を減らすことはできるでしょう。しかし、体脂肪が減少したわけではありません。

問題は、便秘薬の作用にあります。便秘薬は、腸内の水分や食物の水分の吸収を妨げ、それでも足りないときは、身体の水分を腸内にとり入れて便をやわらかくして排出させます。このような便秘薬を常用することによって、約六〇％ある体水分が減ると脱水症状を起こします。また、血液が濃くなることによる血栓の形成、血圧の低下、脳梗塞、精神異常、けいれん、皮膚の乾燥などを引き起こします。さらに下痢のため、腸や肛門《こうもん》の粘膜を傷めてしまうこともあります。

便秘薬を使っても、便秘によってたまった食物残渣や体水分を減らすだけで、体脂肪の量はまったく減りませんし、美容にも健康にも逆効果です。

◎健康食品（サプリメント）ダイエット

健康食品の中でダイエットに効果があるものとして市場で売られているものに、ギムネマ、ガルシニア、キトサン、カプサイシン、L－カルニチン、グァバエキス、カテキン、プロテインなどがあります。食事に含まれる糖質や脂質の吸収をおさえて摂取エネルギーを減らしたり、体内での脂肪合成をおさえたりして減量しようというたい文句で市販されています。

しかし、宣伝されているような作用があるとしても、一キロの体脂肪がもつ七〇〇〇キロカロリーと比べたら微々たるものです。健康食品だけで簡単に減量できることはまずありえません。

厚生労働省は、食品でありながら人間に対して薬のような効果が確認されたものの宣伝や販売を認める制度をもうけています。安全性や有効性などを考慮して定めた規格基準を満たしている「保健機能食品」といわれるもので、「特定保健用食品」と「栄養機能食品」の二種類があります。

特定保健用食品（トクホ）は、「食生活において特定の保健の目的で摂取をする者に対し、その摂取により当該保健の目的が期待できる旨の表示をする食品」のことをいいます。国において科学的根拠に関する審査を個別に受け、厚生労働大臣から表示許可を受けています。

血糖、血圧、血中のコレステロール、お腹の調子などが気になる人にとって、健康の維持・増進や特定の保健に役立つ食品にあたり、八九二品目（平成二二年二月現在）におよびます。

一方の栄養機能食品は、一日に必要な栄養素（ビタミン、ミネラル）の不足を補給、補完するために利用される食品のことです。

一日の摂取目安量に含まれる栄養素の量が、定められた上・下限値の範囲内にあり、栄養機能と注意喚起が表示されていることが規格基準で、国による個別の審査は不要です。

その多くは、サプリメント（栄養補助食品）といわれる錠剤やカプセルで、平成二二年現在、一三種類のビタミンと五種類のミネラルが認可されていますが、体脂肪を減らすものは皆無です。

保健機能食品の指定を受けずに栄養素の効能や効果をうたっているサプリメントは食品衛生法違反となります。これらの安易な利用は、とても危険です。

錠剤、カプセル、ドリンク、ゼリー、ビスケットなど、さまざまなかたちの健康食品やサプリメントを毎日大量に持ち歩いて飲み続けている人をよく見かけます。いくら低エネルギーのものが多いといっても、食事のかわりに健康食品を大量に、それしか摂取しないというのは健康障害にもつながります。サプリメントは、ダイエットのために、あくまでも食事では不足しがちな栄養素を補う栄養補助食品としての位置づけであるということを忘れないようにしましょう。

◎低インスリンダイエット

食事によって摂取された炭水化物（糖質）のほとんどは、消化吸収されると血糖（ブドウ糖）になって肝臓や筋肉に運ばれます。過剰な血糖を身体の細胞へとり込ませる働きをするのが、すい臓から分泌される「インスリン」というホルモンです。

このインスリンには、余った血糖を肝臓で中性脂肪に変えて脂肪細胞に転送したり、血糖のまま脂肪細胞に運んで脂肪に変えて蓄える役割もあり、過剰に分泌されると体脂肪が蓄積しやすい状態になります。

消化吸収に時間のかかる複合糖質を多く含む食品をとれば、食後に血糖値がゆっくり上昇し、その分インスリンの分泌も少なくてすむので、太りにくくなるといわれています。血糖値とインスリンの値を低くおさえればダイエットに効果があるということで、以前に流行したことのあるのが低インスリンダイエットです。

食品を摂取してから二時間以内に、血糖値をどのくらい上昇させるかの率を数値化したのが、「GI値（Glycemic Index）」です。このGI値が高い食品を摂取するほどインスリンの分泌量は増えて、ダイエットの大敵である脂肪の合成が促進されます。そのため、GI値が高い食品（パン、精白米、もち、うどん、ジャガイモ、カボチャなど）をひかえ、GI値が低い食品（玄米、そば、麦、キノコなど）を食べて食後の高血糖をおさえ、脂肪合成をおさえようというのが、低インスリンダイエットの考え方です。

しかし、太るかどうかは、摂取したエネルギーの量によるものであって、GI値が高い食品をひかえて血糖値を上げにくくすることとは関係ありません。GI値が低くてもエネルギーが高い食品を過剰に摂取すれば太ります。

また、インスリンの分泌を低く保つと、「グルカゴン」という血糖値を上げるホルモンが分泌されてやせるといった説があります。

グルカゴンには、肝臓に貯蔵されているグリコーゲンを分解してブドウ糖に変え、血糖値を上げる作用がありますが、少量のグリコーゲンを使ったぐらいでは、やせることに結びつくことはなく、グルカゴンが分泌されてやせるというのは、明らかに間違いです。

◎単品と偏食ダイエット

唐辛子、コンニャク、玄米、中国茶、サラダ、フルーツ、酢大豆、パイナップル、キノコ、キャベツ、卵、豆腐、ヨーグルト、ココア……。何か特定の食品だけをとっていれば、簡単にやせられることをうたった単品ダイエットや、偏食ダイエットが次から次へと登場しています。

これは、ある意味では、低カロリーであればどんな食品でもかまわないのです。一つのもの、あるいは特別のものだけを食べていると飽きてきて食べられなくなり、結局は低エネルギー摂取になりますので、一時的には体重は減ります。しかし、この方法を長期間続けると栄養不足で生活活動に不可欠な活性組織まで減少し、やつれてしまって体調をくずすことになります。

人類が誕生してから約四〇〇〇万年。何日も食べるものがなく、飢餓と闘ってきた私たちの祖先は、秋の豊かな実りのときや獲物をとらえたとき以外に、お腹いっぱい食べることはほとんどなかったのではないかと想像できます。

そのため、お腹いっぱい食べたときは、余ったエネルギーを脂肪として脂肪組織にため込み、食物が少ないときは、蓄えた脂肪を少しずつとりくずすようにして生き延びてきました。また、長い年月をかけて、さまざまな種類の食物の中から偏りなく栄養素を摂取して、うまく機能するように身体の仕組みがつくられてきました。そうした人類が、ごく限られた食品しかとらなければ、すぐに体調をくずしてしまうのは当然のことなのです。

ダイエット食は、低エネルギーで栄養のバランスがとれているのが理想です。その代表は、糖尿病治療食といわれます。昭和三〇年代まで、日本人が毎日家庭で食べていたカロリーひかえめの「おふくろの味」は、糖尿病治療食によく似ています。これに加えて、乳製品から一日一回カルシウムを補給すれば、安全で健康長寿にも役立つダイエット食になります。

◎絶食ダイエット・断食ダイエット

絶食は、食物をまったくとらないことです。断食は、修行や祈願などのために、一定の期間、自発的に食物を断つことです。絶食では水分の補給が認められていること以外、絶食も断食も何も食べないということでは同じです。これなら一時的にはやせるに決まっていますが、すぐに体調をくずすことも明らかです。

期間も短く、食物をまったく口にしないわけでもないプチ断食に参加する人が増えていますが、血液が濃くなり、骨密度が低下し、体液が酸性化するなど、断食にはさまざまな弊害が伴います。

絶食や断食によるダイエットはまた、命にかかわる結果を招きかねません。自宅や民間療法で行うことも絶対に避けるべきです。もし、絶食や断食をするとすれば、その目的はダイエットというよりも、短期的に心身の調子を整えるためと心得ておいたほうがよいでしょう。

現在、肥満治療の専門病院では、絶食（断食）療法にかわって、「超低カロリー食療法（VLCD Very Low Calorie Diet）」、あるいは「半飢餓療法」といわれる一日六〇〇キロカロリー以下の食事療法がよく行われるようになり、超重症肥満者の治療に効果をあげています。ほとんどの人が、治療後にリバウンドを起こすことが問題ですが、減量することが急を要する変形性関節症、睡眠時無呼吸症候群、無排卵性月経による不妊症などの治療として、医学的に利用されています。

◎油抜きダイエット

肥満は、身体に脂肪がたまることなので、三大栄養素の中で一番エネルギーが高い脂肪（油）を抜けば、体脂肪は増えにくいだろうということで行うのが油抜きダイエットです。近年の健康ブームで、油で揚げていないさつま揚げやポテトチップスなど、油（脂質）をまったく使わない（ノンフライ）、あるいは油を大幅にカットした食品も数多く売られています。

しかし、油それ自体が悪いというわけでは決してなく、とりすぎなければエネルギーとして使われ、脂肪となって体内に蓄積されることはありません。

穀類や大豆などの糖質やタンパク質も、とりすぎれば体内で脂肪に変わり蓄積されます。油をいっさい抜いたつもりでも、炭水化物やタンパク質で摂取エネルギーが過剰になれば、身体の中で脂肪はつくられてしまうものなのです。

栄養学的には、一日に最低二〇グラムの脂肪をとらなければいけないことになっています。リノール酸、α《アルファ》-リノレン酸、アラキドン酸は、体内でつくられない必須脂肪酸で、これらは脂肪をとらないと不足して栄養失調になります。魚の油には、ＤＨＡ（ドコサヘキサエン酸）やＥＰＡ（エイコサペンタエン酸）など不飽和脂肪酸が多く含まれ、血中コレステロール値を下げて動脈硬化を防いでくれます。

また、油を抜いてしまうと、油といっしょに吸収されやすい（脂溶性）ビタミンＡ、Ｄ、Ｅ、Ｋが不足しがちになります。腹もちがよい油ものを抜くと、すぐにお腹が空いて間食したくなりますし、肌も乾燥しやすくなります。

油は、たった一グラムで九キロカロリーものエネルギーがあり、とりすぎを気にするのは無理もありません。しかし、一日に最低二〇グラムはとらなければいけないほど重要な油をいっさい抜いてしまうというのは極端で、できるだけひかえようと心がけていれば問題はありません。

◎腹筋体操ダイエット

腹筋体操をくり返すと、ウエストが細くなるのはたしかです。下腹が出るのは、お腹にたまる内臓脂肪の増加のためで、それにつれてお腹が押し出され、長く続くと腹筋がたるみます。腹筋を鍛えれば伸縮性や弾性が戻り、お腹のたるみをおさえてウエストも少しすっきりします。

これは腹筋が引き締まったためであって、お腹についた体脂肪が減ったわけではありませんから、直接的なダイエットの効果ではありません。ダイエットの基本は、内臓脂肪を含め体脂肪を減らすことです。ダイエットによる部分あるいは局所やせは不可能ですが、とくに内臓脂肪はたまりやすく、とれやすいので、ダイエットの効果が出やすいのがお腹というわけです。したがって、内臓脂肪を減らしてから腹筋運動に進むのが正しい順序です。

腹筋体操がとくに危険ということはなく、続けていれば筋肉の持久力が高まって、ダイエットのための運動をしても疲れにくくなるというメリットはあります。

◎ＥＭＳベルトダイエット

お腹や太ももに装着してスイッチを入れるだけで、運動をしたのと同じ効果が得られるとうたったのが、ＥＭＳ（Electrical Muscle Stimulation）ベルトです。電気刺激を与えることによって、実際に運動をしなくても筋肉を局所的に増強する効果があるとうたわれています。また、中にはあたかもダイエットに直接的な効果があるかのような宣伝も目につきます。

しかし、筋肉トレーニングが部分的に筋肉を引き締めたり増強したりすることはありますが、体脂肪を部分的に燃焼させる方法はありません。

さらに、ＥＭＳベルトの使用では、痛み、かぶれ、やけどなどの皮膚障害や筋肉の炎症といった事例が、国民生活センターに寄せられています。

また、皮膚の上から刺激を与えることで局所的にカテコールアミンが分泌され、その部分の体脂肪が分解されるという説明を見たことがありますが、自律神経の働きによるカテコールアミンが局所的に分泌されることは考えられません。仮に分泌されたとしても、そこだけに働くことはありえないといえます。また、体脂肪は、分解されるだけでは意味がなく、消費エネルギーとして使われることが重要です。体脂肪の分解で生まれた物質は、余れば肝臓で脂肪に再合成され、再び血液によって全身に運ばれてしまうからです。同様に、やせる石鹸《せっけん》や、塗ればやせるというクリームによっても、部分的に体脂肪を減らす効果は望めません。

◎マッサージダイエット

エステティックサロンというと女性専用と思われがちですが、最近では、男性のためにダイエット専門のものまで誕生して繁盛しているようです。

こうしたサロンでは、マッサージなどさまざまな施術が行われていますが、マッサージを一時間受けても、消費されるのはわずかに一〇〜三〇キロカロリーです。体脂肪一キロを減らすのに七〇〇〇キロカロリーが必要ですので、これでは焼け石に水といわざるを得ません。

マッサージによってわずかに細くなることはあっても、それは気のせい程度のものです。圧迫されることでその部分の組織が一時的にへこんだり、水分が一時的に他の場所に移動したからであって、分解された体脂肪が身体から消えてしまったわけではありません。時間がたつと、また元に戻ってしまいます。

マッサージなどエステティックサロンの施術は、美容効果や引き締め効果、リラックス効果を期待したものであって、体脂肪を減らす痩身《そうしん》効果とはまったく別のものです。

◎やせ薬ダイエット

肥満の人にとって、飲むだけで簡単にやせられる薬が手軽に手に入ることは、夢のまた夢です。

日本では現在、厚生労働省から肥満症治療薬として認可されているのは、「マジンドール（サノレックス®）」という食欲抑制剤だけです。しかもこの薬は、病気の治療のために医療機関で処方され、ＢＭＩ三五以上の重症肥満の人が三ヶ月以内しか服用できません。

こうしたきびしい事情のため、インターネットを通じて未認可や偽のやせ薬を入手したという事件の摘発や、服用による事故の報告が相次いでいます。

近い将来、食事療法と運動療法を適切に組み合わせると、一年で五％の体重減少が可能になる食欲抑制剤が、保険診療で使えるようになる見込みです。肥満症の人にとっては朗報です。

いずれにしても、現在日本で認可されている肥満症治療薬は、医療機関でしか入手できないマジンドール（サノレックス®）だけです。とくにインターネットで、「やせ薬」と称して売られているものには、決して手を出してはいけません。

リバウンドはなぜよくないのか

やっと減量ができたと喜んだのも束《つか》の間、体重が逆戻りしてしまったという経験は、ダイエットをしたことのある人ならだれにでもあることです。体重の減少と逆戻りをくり返してしまうことを、リバウンドといいます。

なぜ、リバウンドがよくないのかといえば、度重なるごとに身体の仕組みが変わり、太ることは簡単に、やせることはむずかしくなってしまうからなのです。

極端なダイエットをすると、体脂肪だけでなく筋肉も減り、人間が生きていくのに最低限必要なエネルギーである基礎代謝エネルギーまで落ちてきます。ダイエットが過激なほど、この現象は顕著です。さらにダイエットを続ければ、身体はエネルギーの無駄づかいをしないように省エネモードに入ります。

基礎代謝エネルギーが落ちて身体が省エネモードになったときにダイエットをやめてし

まうと、わずかな摂取エネルギー過剰でも体脂肪として身体に蓄えやすくなり、すぐに体重が逆戻りしてしまいます。しかも、増えた体重はほとんどが脂肪です。筋肉が減って体脂肪が増えれば、しまりのないプロポーションになります。

ダイエットとリバウンドをくり返すと、身体はやせにくく太りやすくなり、やがては食べることが怖くなって拒食症にもつながりかねません。

リバウンドを誘発する要因として、

①単品と偏食など一過性の過激なダイエット
②極端な食事制限によるダイエット
③実現不可能な数値目標を設定したダイエット
④ダイエット後のケア不足
⑤ダイエットの必要がない人の不必要な減量

などがあげられます。

リバウンドを防ぐには、こうした誘因を排除し、自分自身の特性に合ったダイエットを行うことが必要です。

肥満症の人は、六ヶ月で現体重の五%減、メタボの人は三〜六ヶ月ほどで現体重の三キロ減、それに伴う現ウエストサイズの三センチ減を実現可能な数値目標とし、その後も減食と運動を続けて減少した体重を維持して、太りにくいライフスタイルを身につけることが何にもまして重要なことです。

自分にとって確実にできるポイントを見つける

ごく短い時間で結果を求めようとして、それまで行ってきたすべてのことをいきなり禁止したり、抜け道のない義務を課すような禁欲主義、厳粛主義に自分を追い込んでもプレッシャーになるだけで、決して長続きはしません。

「食物に対する欲望、何かを食べたいと思う欲望」が食欲であり、生きているものの基本的な欲求です。「おいしいものを、大好きなものを、お腹いっぱい食べ続けたい」という欲求、食べることの楽しさを、一気に奪ってしまうようなやり方は、だれがやってもうまくいきません。

ダイエットを成功に導くには、「あれもこれも」と欲張らないことです。どんな理由があっても「自分にとってこれならできる」「他のことができなくても、これだけはやる」というポイントを見つけることが大切です。お城にたとえれば、本丸だけは確実に守り続けること。それができれば、ダイエット中になかなか体重が減らない停滞期を迎えたとしても、あわてることなく、続けていく自信にもつながります。

第二章　「やせなさい！」　これだけある肥満の恐怖

どのくらい太っているのかを知る

これからダイエットをはじめるにあたって、自分が現在どのくらい太っているのかを知らなければ、どのくらいの期間でどのくらい減量しなければいけないのかという数値目標を決めることができません。

肥満は、生活習慣病の最大の敵ですが、生活習慣病の罹患率《りかん》（病気にかかる確率）を高めるリスクとして認められているのは三つのカテゴリーです。一つは、体脂肪の蓄積の程度で、これは「ＢＭＩ（〈体脂肪蓄積度〉Body Mass Index）法」で判定します。その判定の補助として「体脂肪率」があります。他の二つは、腹部から上に脂肪がつく上半身肥満（腹部肥満）と、腹部の内臓の周囲に脂肪がつく内臓脂肪型肥満（内臓肥満）です。

ＢＭＩ法

体脂肪の蓄積の程度は、体脂肪率を測定して決めるのが本来のやり方ですが、簡単かつ正確に測定する方法はありません。そこで、ＷＨＯが、「体格指数の中で体脂肪をよく反映すると認められる」と報告されているBMIの使用を推奨したことから、BMI法が国際的に広く使われるようになりました。この方法で、医学的にも疫学的にも根拠のある判定ができます。

日本肥満学会は、日本人の標準的なBMIを男女とも二二と定めています。その根拠は、BMI二二を維持していると、肥満に合併する生活習慣病の罹患率が最も少ないことが証明されたことにあります。いい換えれば、BMIが高くなるほど、生活習慣病を発症する危険性が高くなるというわけです。逆に、BMIが低すぎても病気にかかりやすいこともわかっています。

また、最近では、四〇〜五〇代の男性ではBMI二三・四、六〇〜七〇代では二五・三と、少し太めの人の死亡率が最も低かったという茨城県や、筑波大、独協医科大などのグループによる調査結果も出ています。

しかしながら、このBMI二二にとらわれすぎたダイエットは、かえって身体的にも精神的にも負担がかかります。目標はあくまでも、肥満症の人は六ヶ月で現体重の五％減、メタボの人は三〜六ヶ月ほどで現体重の三キロ減とそれに伴う現ウエストサイズの三センチ減であり、いずれも減らした体重を六ヶ月から一年維持することが重要です。

ＷＨＯは、欧米の白人の医学データに基づいてＢＭＩ三〇以上を肥満の判定基準としましたが、日本では一五万人の日本人成人を対象とした医学データに基づいて、ＢＭＩ二五以上を肥満とする判定基準を決めました。

ＢＭＩの求め方と判定基準は、67ページの表2の通りです。

「標準体重」は、身長の二乗に二二を乗じて求められる体重のことです。これを目標にダイエットをするのも酷なことですが、多くの人を対象にしたときに最も健康的であると認められている体重ですので、求め方は覚えておいてもよいでしょう。

体脂肪率

ダイエットで減らすのは身体についた余分な体脂肪であり、体脂肪率（体重に占める体脂肪の割合）が以前と比べて減っているのかいないのかが重要です。体脂肪率を測定する方法は、さまざま提案されていますが、現在最も正確といわれているのが、身体密度法と二重Ｘ線吸収法（ＤＥＸＡ法）です。

表2　BMIによる肥満の判定基準とその分類

BMIの求め方

BMI＝体重(kg)÷身長(m)÷身長(m)

［例］身長170cm（1.7m）、体重75kgの人のBMI：75÷1.7÷1.7＝25.95

BMI	WHO基準	日本肥満学会基準
18.5未満	低体重	低体重
18.5以上25未満	普通体重	普通体重
25以上30未満	前肥満（過体重）	肥満１度
30以上35未満	肥満（Ⅰ度）	肥満２度
35以上40未満	肥満（Ⅱ度）	肥満３度
40以上	肥満（Ⅲ度）	肥満４度

標準体重の求め方

標準体重＝身長(m)×身長(m)×22(標準的なBMI)

［例］身長170cm（1.7m）の人の標準体重：1.7×1.7×22＝63.58kg

『肥満研究』増刊号「肥満症治療ガイドライン2006」（日本肥満学会）

しかし、どちらの方法も非常に高価な装置が必要であるために、身体に軽い電流を流して体内の水分量を測定し、その電気抵抗の変化から体脂肪率を割り出す生体インピーダンス法が一般的です。現在、この方法を使ったヘルスメーターが市販されていて、家庭でも手軽に体脂肪率をはかれるようになりました。ただし、電気抵抗の変化は、体脂肪だけでなく、体水分の量やその分布によって大きく変動しますし、排尿、摂食、入浴や、測定した時間によっても異なる値が出ます。そのために、体脂肪率は医学的には参考値という取り扱いになっていますので、減量が体脂肪の減少によるものかどうかを知る参考程度にして、数値にはあまりとらわれないほうがよいでしょう。

上半身肥満

肥満は、脂肪が身体のどこにつくかによって二つのタイプに分けられます。主として、脂肪がお腹から上につくのが「上半身肥満」、腰から下につくのが「下半身肥満」です（71ページ図1参照）。

上半身肥満は、「腹部肥満」とも、体型がリンゴに似ているので「リンゴ型肥満」ともいわれます。一般的にこのタイプの肥満は、内臓のまわりに脂肪がつきやすいのが特徴です。一方、下半身肥満は、体型が洋ナシに似ているので「洋ナシ型肥満」ともいわれ、一般的には皮膚の下に脂肪がつきやすく、若い女性に多く見られます。世界的に、上半身肥満のほうが生活習慣病に罹患しやすいことがわかっています。

上半身肥満の判定は、以前はウエストとヒップの比（ウエスト・ヒップ比）で行われていましたが、その後の研究で、生活習慣病罹患のリスク指標としてはウエストサイズ（腹囲、ウエスト周囲径）がふさわしいということになりました。

日本では、現在上半身肥満の判定基準はウエストサイズが男性八五センチ以上、女性九〇センチ以上とされ、この値はメタボリックシンドロームの診断基準の一項目になっています。男女いずれのサイズも、後述する内臓脂肪面積が一〇〇平方センチ以上に相当するウエストサイズの平均値として決められたものです。

しかし、世界的にはウエストサイズと生活習慣病の罹患リスクとの直接的な関係から、ウエストサイズの判定基準が決められており、その値は、男性のほうが女性より大きく、日本だけが逆転する結果となってしまいました。この点が国際的に問題視され、二〇一〇年二月、世界と同一手法で決めた判定基準の男性八五センチ以上、女性八〇センチ以上とするという厚生労働省の研究班による報告が出されました。

筆者は、メタボリックシンドロームを虚血性心疾患の高リスク症候群とするのなら、今までの値でよいが、生活習慣病予防を主眼とした厚生労働省による行政的なメタボ対策においては、女性のウエストサイズは八〇センチ以上とするのが妥当と考えています。日本肥満学会でも、再検討されつつあり、今後は、女性八〇センチ以上となると思われます。

内臓脂肪型肥満

上半身肥満（リンゴ型肥満）は、おへその高さでの腹部CTスキャン検査によって、さらに二つのタイプに分けられます（71ページ図2参照）。

①皮下脂肪型肥満

おへその高さで、横腹、背中などの皮膚の皮下組織に主として脂肪がたまるタイプです。お腹にたるみがあってつまみやすく、一度たまると減りにくいのが特徴です。

図1　体脂肪分布による肥満の分類と判定基準

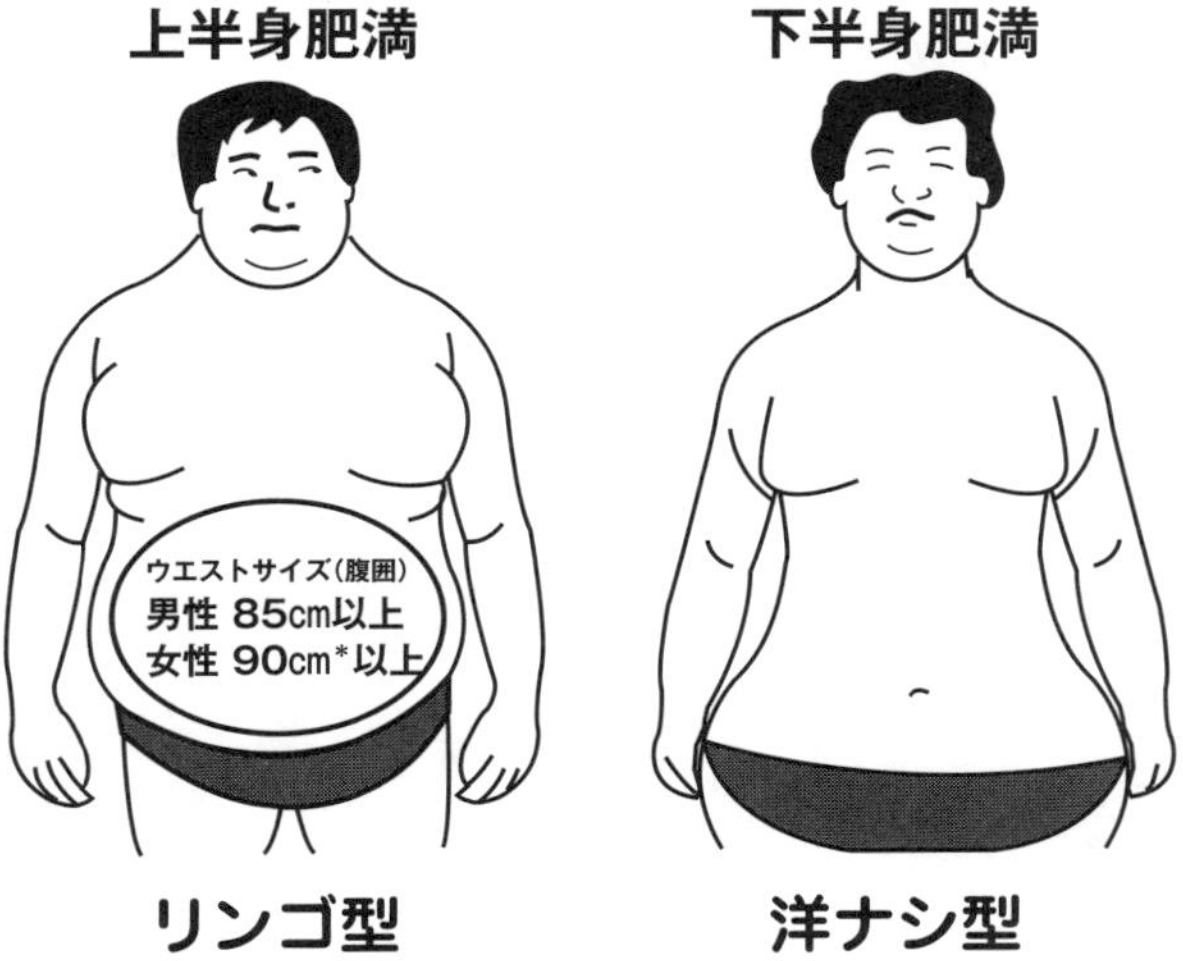

＊女性は80cm以上となる可能性があります

図2　上半身肥満の２つのタイプ

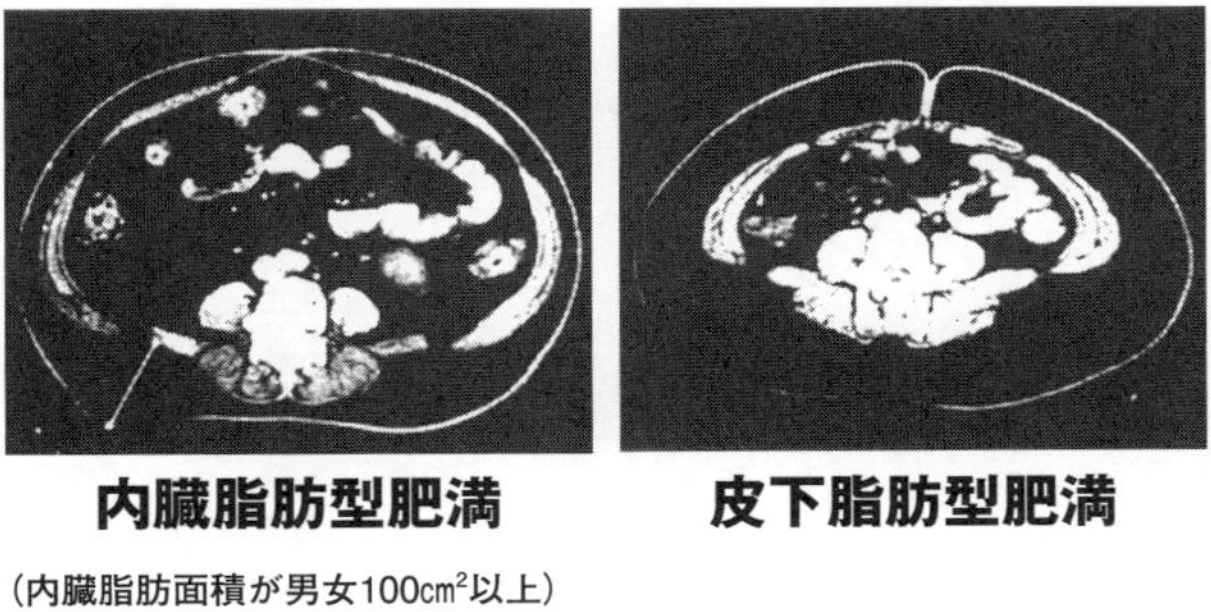

（内臓脂肪面積が男女100cm^{2}以上）

徳永勝人氏（日本肥満学会評議員）提供

②内臓脂肪型肥満（通称、内臓肥満）

主として、肝臓や腸など腹腔にある内臓のまわりに脂肪がたまるタイプです。お腹がつまみにくく、食べすぎや運動不足によってたまりやすいのですが、ダイエットをすれば比較的簡単に減らしやすいのが特徴です。

両方の肥満の中では、内臓脂肪型肥満のほうが生活習慣病に罹患しやすいことがわかっています。日本では約一二〇〇人を対象に腹部ＣＴスキャン検査を行い、内臓脂肪面積が一〇〇平方センチ以上になると一つ以上の生活習慣病に罹患するという結果から、この面積の値が内臓脂肪型肥満の判定基準と決められました。

以上の三つの肥満（ＢＭＩ二五以上の体脂肪蓄積による肥満、ウエストサイズ男性八五センチ以上、女性九〇センチ以上〈近い将来八〇センチ以上になる可能性あり〉の上半身肥満、内臓脂肪面積一〇〇平方センチ以上の内臓脂肪型肥満）のいずれかの人は、生活習慣病に罹患しやすいので、できるだけ早くダイエットをはじめる必要があります。

やせないと、たいへんなことになる

ダイエットをしなければならない最大の理由は、肥満の（体脂肪の蓄積が多い）人のほうがそうでない人に比べて、病気を発症する危険度が高いことにあります。２型糖尿病は約五倍（ただし日本では、欧米に比べて太っていなくても高血糖になる「やせ形の糖尿病」は多い）、高血圧症は約三・五倍、胆石約三倍、痛風約二・五倍、心臓血管障害約二倍、関節障害約一・五倍、また悪性新生物（ガン）についても確率が高いことが指摘されています（『肥満・肥満症の指導マニュアル』日本肥満学会編集委員会編・医歯薬出版）。

病気も、はっきりとした自覚症状があれば、すぐに治そうという気持ちになりやすいのですが、生活習慣病の怖いところは、その多くは発病した当初、自覚症状がないことにあります。放置されたまま知らず知らずのうちに病状が進行し、二次障害（合併症）が出たときには、致命的、あるいは重篤な状態になってしまっているのです。

しかし、すぐに知ることができる自分のウエストサイズやＢＭＩなどを目安にすれば、手遅れにならなくてすみます。ウエストサイズは男性八五センチ以上、女性九〇センチ以上（近い将来八〇センチ以上の可能性）、ＢＭＩ二五以上になったら、自覚症状がなくても、健康診断の結果に基づいて減量対策をはじめることです。

メタボの人は、体重を三％、それに伴ってウエストサイズを三センチ減らし、メタボが高じて肥満症になってしまった人も、体重を五％減らして体脂肪を落とせば、ダイエットの効果があらわれ、生活習慣病の症状が改善できるのです。医学データでも、こうして半数の患者が正常になっています。

「これ以上太ったら、何をやっても手遅れ」という境界線はありませんが、できれば肥満の程度が軽いうちに、少しでも早くダイエットをはじめたほうが、成功の確率が高まることは間違いありません。

肥満は、見かけの問題ではなく、放置しておくと深刻な事態を招くほど健康に大きな影響を与えるものなのです。

太っている人は寿命が短い

ダイエットして余分な体脂肪を落とさなければいけないのは、生活習慣病にかかりやすいからだけではありません。太っている人は寿命が短いという重大な事実もあります。

図3　BMIと死亡率（男性）

※BMI 23〜24.9の死亡率を1とした場合

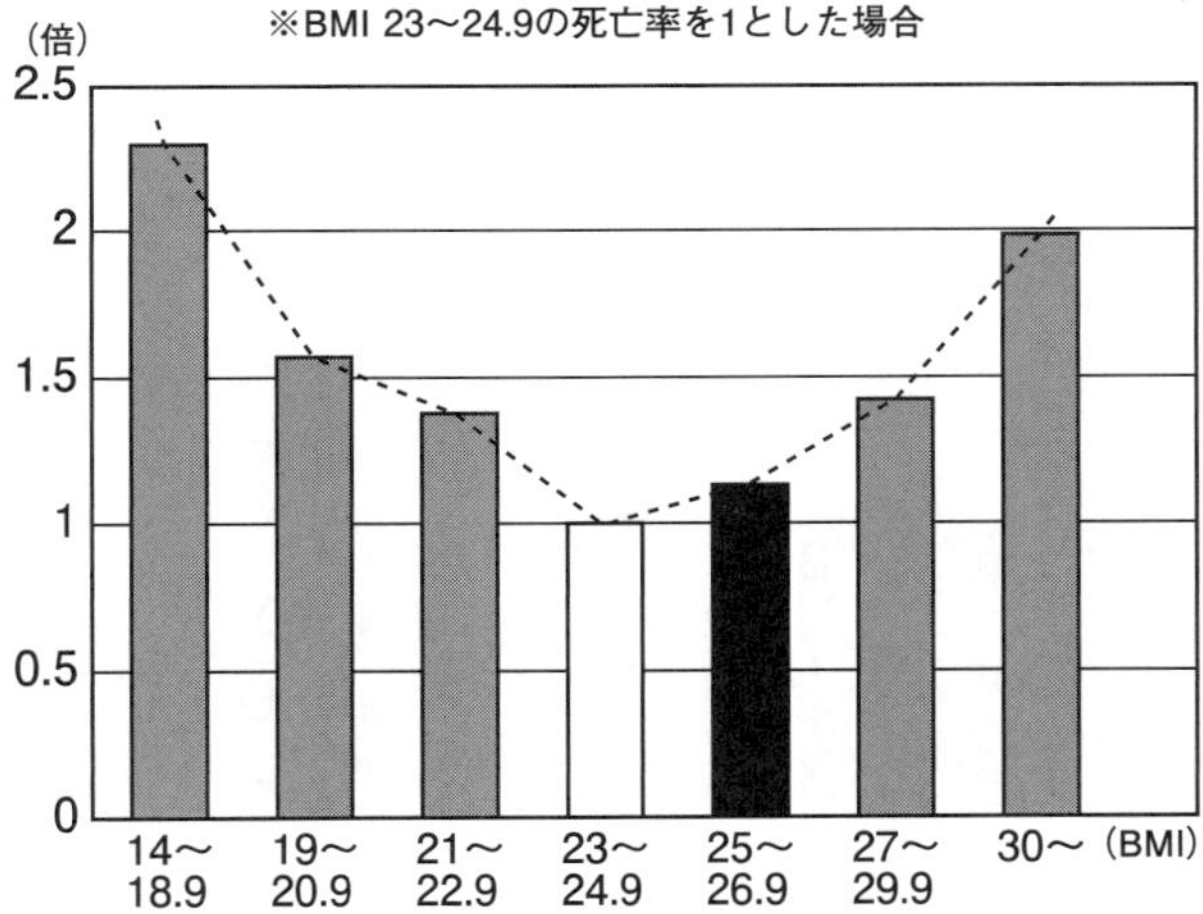

『多目的コホートに基づくがん予防など健康の維持・増進に役立つエビデンスの構築に関する研究』（厚生労働省）

　一九九〇年から調査が続いている『多目的コホートに基づくがん予防など健康の維持・増進に役立つエビデンスの構築に関する研究』（厚生労働省がん研究助成金による指定研究班）によるＢＭＩと死亡率の関係を示したのが図3です。

　このグラフでは、年齢や喫煙などの生活習慣、病気になったことでの体重変化による影響などを統計的手法によって調整し、ＢＭＩが二三・〇〜二四・九のグループの一〇年間の死亡率を基準として、他のＢＭＩのグループの死亡率が何倍になるかを表しています。その結果、死亡率の曲線はアルファベットのU字形を示し、BMIが最小のグループも最大のグループも、基準のグループに比べて死亡率が約二倍と高くなっていることがわかりました。

このことは、普通の体重の人に比べて、太っている人とやせている人の寿命が短い（死亡率が高い）ことを示しています。肥満の場合、BMIが二七を超えると、死亡率が高まることも示しています。

さらに、肥満それ自体が直接の死因になり得ることと、肥満に合併する生活習慣病が致命的な原因にもなることを示唆しています。

BMIが三五以上のような重症の肥満では、疾病を合併していなくても急性心不全で死亡するという例がある他、BMIが二五以上の肥満では糖尿病、高血圧症、脂質異常症（高脂血症）の二次障害としての脳血管疾患（脳梗塞、脳出血）、虚血性心疾患（心筋梗塞、狭心症）、視力障害（重症では失明）、腎障害（重症では腎透析）などが寿命を縮めています。

実際に、糖尿病の患者は健常者と比べて寿命が短いと報告（日本糖尿病学会編『糖尿病治療ガイド２００６―２００７』）されていますが、糖尿病を発症した約八〇％の人は、肥満が引き金となっています。また、最近増加している大腸ガン、子宮ガン、乳ガン、前立腺ガンも、肥満の人がなりやすいことがわかってきました。

すぐにダイエットしたい太り方がある

肥満は生活習慣病の予備群ですが、今日明日からでもすぐにダイエットをはじめる緊急性があるかといえば必ずしもそうとはいえません。むしろ、生活習慣病の予防のために、できるだけ早くはじめるのがよいといったほうが適切でしょう。

しかし、肥満の中には、病的肥満といわれる肥満症があります。この場合は、あまり悠長なことはいわないで、今日明日からでも体重を減らす必要があります。

日本肥満学会による肥満症の定義は、次の通りです。ＢＭＩ二五以上で肥満と判定された人のうち、以下のいずれかの条件を満たすカテゴリーの人が肥満症です。

①肥満に起因ないしは関連し、減量により改善する、または進展が防止される健康障害を有する人。

②健康障害を伴いやすいハイリスク肥満者。すなわち、身体計測のスクリーニングにより、ウエストサイズが男性八五センチ以上、女性九〇センチ以上（近い将来八〇センチ以上の可能性）で上半身肥満を疑われ、腹部CTスキャン検査によって内臓脂肪面積が一〇〇平方センチ以上と確定診断された内臓脂肪型肥満の人。

肥満に起因ないしは関連し、減量を必要とする健康障害としては、以下に示すア〜コの一〇の疾患があげられます。

○肥満（脂肪蓄積）に伴う代謝異常による疾患

ア　2型糖尿病・耐糖能異常

イ　脂質代謝異常（脂質異常症）

ウ　高血圧症

エ　高尿酸血症・痛風

オ　脂肪肝

カ　虚血性心疾患（心筋梗塞・狭心症）
キ　脳梗塞（脳血栓症・一過性脳虚血発作）
○肥満（脂肪蓄積）に伴う物理的な重量負担による疾患
ク　睡眠時無呼吸症候群・ピックウィック症候群
ケ　整形外科的疾患（変形性関節症・腰椎症）
コ　月経異常・不妊症

（〝新しい肥満の判定と肥満症の診断基準〟「肥満研究6」一八―二八、二〇〇〇）

腹部CTスキャン検査は、まだ保険医療として認められていませんが、日本ではウエストサイズの決め方が内臓脂肪面積に基づいているため、ウエストサイズによって内臓脂肪型肥満かどうかを判断できる可能性があります。日本肥満学会はまた、①のカテゴリー（77ページ参照）の肥満症は現体重の五％減、②のカテゴリー（78ページ参照）の肥満症は一〇％以上の体重減を目標とすることを提案しています。いずれも、目標の体重に減らせば病的な状態を抜け出すことができますが、体重が元に戻れば再び病的な状態に戻ってしま

表3　虚血性心疾患のリスクファクター(危険因子)

1.	年齢(高齢)・性(男性)
2.	脂質代謝異常
3.	喫煙
4.	高血圧
5.	心電図異常
6.	肥満
7.	ヘマトクリット上昇
8.	糖尿病

＊これらがいくつか重複した病態を
マルチプル・リスクファクター・シンドロームという。

(Kannel, W. B. et. al. 1983)

うので、いったん減らした体重はきちんと維持することが何よりも大切です。

メタボリックシンドロームの浮上

心筋梗塞や狭心症に代表される虚血性心疾患による死亡率が高い欧米では、そのリスクファクター（危険因子）は肥満が有力とする一方で、日本では、肥満単独というより、いくつかのリスクファクターが重複しやすいために発症すると考えられています。表3は、疫学研究で有名なアメリカの「フラミンガム研究」が示した虚血性心疾患のリスクファクターですが、これらがいくつか重複した病態

表4　虚血性心疾患の高リスクとしての
メタボリックシンドロームの診断基準

ウエスト周囲径：男性 ≧85cm　女性 ≧90cm
上記に加えて、以下のうちの2項目以上が該当すること
高中性脂肪（高トリグリセライド血症）：≧150mg/dl
低HDLコレステロール血症：＜40mg/dl
血圧正常高値：≧130mmHg／≧85mmHg
空腹時高血糖：≧110mg/dl

『肥満研究』増刊号「肥満症治療ガイドライン2006」（日本肥満学会）

を「マルチプル・リスクファクター・シンドローム」とよび、肥満はその代表的な病態を併発しやすいというわけです。

さらに、虚血性心疾患のリスクファクターである糖尿病、高血圧、脂質代謝異常（脂質異常症）の三つすべてを、一人がひとかたまり（クラスター）でもっている病態を「クラスターリングシンドローム」とよびます。この中には、シンドロームX、死の四重奏（糖尿病、高血圧、脂質代謝異常、上半身肥満）、内臓脂肪症候群、インスリン抵抗性症候群が含まれています。

その後、このクラスターリングシンドロームに該当する人は七％程度と、意外に少ないことがわかりました。そこで、血糖値と血圧値を病気の値ではなく境界値にまで下げると、より多くの人が該当する高リスクの症候群があると

図4　肥満症、メタボリックシンドロームの治療の考え方

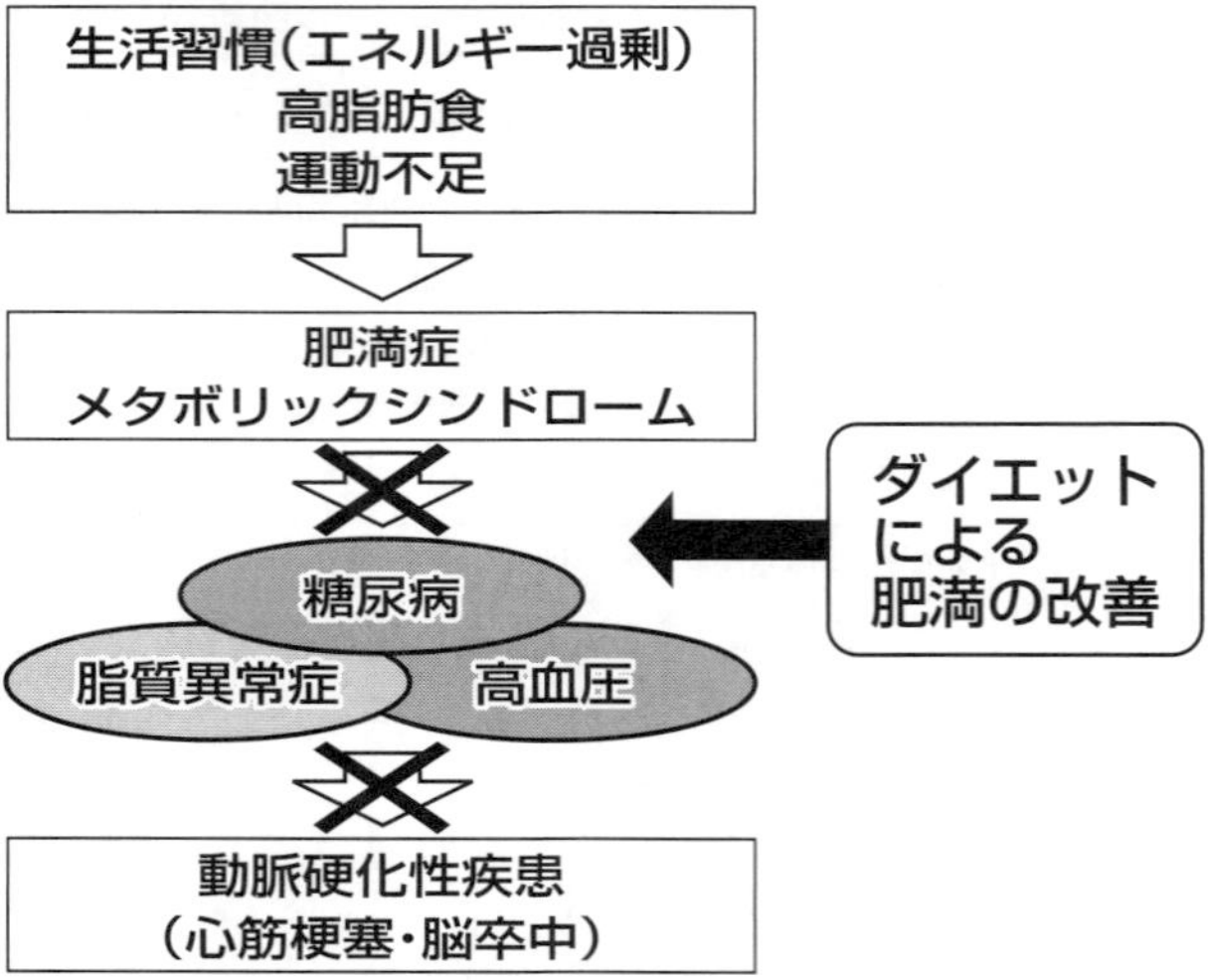

して、WHOとIDFによって提唱されたのがメタボリックシンドロームです。日本ではこの提唱を受け、八つの医学会のコンセンサスを得て、81ページの表4のようなメタボリックシンドロームの診断基準が提案されました。

メタボリックシンドロームの現状と治療対策

上半身肥満（ウエストが男性の場合八五センチ以上、女性は九〇センチ以上〈近い将来八〇センチ以上の可能性〉）があり、血圧正常高値、空腹時高血糖、脂質異常症（高中性脂肪〈高トリグリセライド〉

血症・低HDLコレステロール血症）のうちの二つ以上の項目で基準値を超えている人をメタボリックシンドロームと診断します（81ページ表4）。メタボリックシンドロームは、脳卒中や心筋梗塞を引き起こすリスクの高い症候群として、その対策が重要です。しかも、肥満（上半身肥満）が中心的な役割をはたしている病態で、リスクファクターが重複するとリスクが高まるので、ダイエットによって肥満を改善すれば、重複しているリスクファクターもいっしょに解消できるという考え方に立っているわけです。こうした肥満症やメタボリックシンドローム対策は、これまでのような糖尿病、高血圧、脂質異常症を個別に治療するという方法を変える新しい治療の考え方です（82ページ図4参照）。

日本では、メタボリックシンドロームの疑いが強いか、その予備群といわれる人は、四〇〜七四歳の男性の五六・二％（同じ年代の女性は一九・二％）に達し、二人に一人（女性は五人に一人）が該当するという調査結果があり、事態は深刻です（『平成19年国民健康・栄養調査結果の概要』厚生労働省健康局）。その原因は、肥満の急増です。

新たな「メタボ対策」がはじまる

二〇〇八年四月から、四〇歳以上の被保険者・被扶養者を対象に、メタボリックシンドロームに着目した特定健康診査（健診）・特定保健指導を行うことが企業などに対して義務づけられました。厚生労働省は、予備群を含めたメタボリックシンドロームの該当者を、五年後に一〇％減らすことを目標に掲げています。

この新しい「メタボ対策」は、行政的な立場から、定義は本来のメタボリックシンドロームの概念とは少し変えて、虚血性心疾患のリスク対策よりは、生活習慣病の予防対策、とくに糖尿病の予防対策に重点がおかれています。

また、そうした立場から、メタボリックシンドロームの診断と対策を行うため、特定健康診査の項目には、一般的な健康診断項目に加えて、喫煙歴、ＢＭＩも加えられています（86ページ表5参照）。この特定健康診査の項目によるメタボリックシンドロームに基づいて、特定保健指導の対象者が区分されます（87ページ表6参照）。

ステップ①

上半身肥満あるいは内臓脂肪蓄積に着目して、ウエストサイズが男性八五センチ以上（女性九〇センチ以上〈近い将来八〇センチ以上の可能性〉）ならばタイプ1、男性八五センチ未満（女性九〇センチ未満〈近い将来八〇センチ未満の可能性〉）でも、ＢＭＩ二五以上ならばタイプ2になります。

ステップ②

次に、一般的な健康診断項目をチェックして、いくつ該当するかを数えます。ここに喫煙という項目が入っていますが、タイプ1の人も2の人も、血清脂質、血圧、血糖のいずれかに異常があれば喫煙をカウント1、異常がなければ喫煙をカウントゼロとすることになっています。

血清脂質では、高中性脂肪（高トリグリセライド血症）が一五〇㎎／㎗以上、低ＨＤＬコレステロール血症四〇㎎／㎗未満の異常を別個に考えずに、どちらか、あるいは二つあっても一つとしてカウント1とします。

表5　特定健康診査の項目

必須項目

- ●質問票（服薬歴、喫煙歴等）
- ●身体計測（身長、体重、BMI、腹囲）
- ●理学的検査（身体診察）
- ●血圧測定
- ●血液検査
  - ・脂質検査（中性脂肪、HDL-C、LDL-C）
  - ・血糖検査（空腹時血糖値またはHbA1c）
  - ・肝機能検査（GOT、GPT、γ-GTP）
- ●検尿（尿糖、尿タンパク）

詳細な健診の項目

- ●心電図検査
- ●眼底検査
- ●貧血検査（赤血球数、血色素量、ヘマトクリット値）

（厚生労働省）

表6　生活習慣病予防としての「メタボ対策」の特定保健指導の手順

【ステップ①】

タイプ1	タイプ2
腹囲〈ウエスト周囲径〉 男性85cm以上 女性90cm＊以上	腹囲〈ウエスト周囲径〉 男性85cm未満 女性90cm＊未満 かつBMI25 以上

【ステップ②】

- □ 高中性脂肪（高トリグリセライド血症）≧150mg/dl かつ/または 低HDLコレステロール血症＜40mg/dl
- □ 収縮期血圧≧130mmHg かつ/または 拡張期血圧≧85mmHg
- □ 空腹時血糖値≧100mg/dl または HbA1c≧5.2%
- □ 喫煙

【ステップ③】

タイプ1〈上のチェックが〉			タイプ2〈上のチェックが〉		
2個以上	1個	0個	3個以上	1～2個	0個
A	B	C	A	B	C

【ステップ④】

A	講習会や行動計画の作成と実行など、さまざまな指導を行う「積極的支援」	メタボ（有病）群
B	講習会やメールなどでの支援を行う「動機づけ支援」	メタボ予備群
C	資料の配付など「情報提供」	メタボ無病群

＊女性は80cm以上となる可能性があります

血圧については、高血圧の境界値（正常域高血圧）の収縮期血圧一三〇㎜Hg以上、拡張期血圧八五㎜Hg以上のどちらか、あるいは二つあってもカウント1とします。これは、本来のメタボリックシンドロームの数え方と同じです。

血糖では、空腹時血糖値が一〇〇㎎／dℓ以上か、食後に採血する場合を考慮して、HbA1c（ヘモグロビン・エイワンシー、ヘモグロビンに血糖が結合したグリコヘモグロビン）五・二％以上のいずれかとしています。

一般的な健康診断項目が基準未満であっても、実際に血糖降下薬、降圧薬、抗高脂血症薬のいずれかを投与されている場合は、血清脂質、血圧、血糖いずれかの項目としてカウントすることになっています。

ステップ③

ステップ②でのチェック数（判定の度合い）に応じて、A、B、Cの三つに分類します。タイプ1の人で二個以上、タイプ2の人で三個以上の異常値のある人をAとします。タイプ1の人で一個、タイプ2の人で一個か二個の異常値のある人をBとします。タイプ1、

2いずれもチェック項目の異常値がゼロの人をCとします。

ステップ④

ステップ③の分類に基づいて、特定保健指導が行われます。

Aの人はメタボ（有病）群として、減量計画の積極的支援を受けます。この群に対する指導は、対象となる人といっしょに減量計画を立て、減量が達成できるように直接的、積極的に指導し、その結果を評価します。こうした減量計画の指導は、医師、保健師、管理栄養士が行います。

Bの人はメタボ予備群として、動機づけ支援を受けます。この指導は、対象となる人の減量計画を間接的に指導し、目標が達成されたかどうかを見届けます。

Cの人はメタボ無病群として、生活習慣病に対する認識を高めるための情報提供を受けます。具体的には、薬剤を投与中の人は除き、六五歳以上七五歳未満の人では、メタボ（有病）群の人もメタボ予備群として扱い、指導を少しゆるめています。

生活習慣病予防としての行政上の新しいメタボ対策では、メタボ（有病）群は日本肥満学会が提唱する「サンサン運動（現体重の三キロ減、それに伴う現ウエストサイズの三センチ減）」、メタボ予備群はそれに準じた減量を行い、減量した状態を長期間維持して生活習慣病の予防を目指しています。

第三章　これならできる！　肥満症とメタボ対策の数値目標

どうすればダイエットを長続きさせることができるのか、ダイエットの成功率をさらにアップさせることができるのか。第三章からは、そのための具体的なとり組み方についてふれていくことにします。

強い精神力（努力や我慢）で、一人黙々と続ける必要はもうありません。新しい「メタボ対策」のもとで、医師、保健師、管理栄養士に積極的に支援を求めることもおすすめします。そうすれば、結果は必ず出るはずです。

体重の五％減、あるいは三キロ減で内臓脂肪は減る

人は易きに流れるものです。短期間で手軽に理想の体型になれるダイエットなど存在せず、やってもうまくいかないことは百も承知であるにもかかわらず、誘惑に負けてはじめてしまうのも無理からぬことです。

しかし、ダイエットの結果に焦ること自体、失敗に直結しているのです。途中で挫折しないためには、目標をはっきりさせ、生活習慣を変えて、スローなペースで進めていくことが大切です。

表7　体重5%減による効果の例

42歳、身長172cmの男性の場合

	ダイエット前	6ヶ月後	基準値
体重(kg)	90 →	85.5	65.1(標準体重)
BMI	30.4 →	28.9	18.5以上24.9以下
血圧(mmHg) 収縮期	163 →	144	130以下
拡張期	98 →	94	85以下
総コレステロール(mg/dl)	224 →	214	150～219
高中性脂肪(mg/dl)	786 →	281	50～149
血糖値(空腹時mg/dl)	157 →	121	70～109

東京薬業健康保険組合健康開発センターの症例

具体的な数字でいえば、肥満症の人は六ヶ月で現体重の五%落とす、メタボ（有病）群、メタボ予備群の人は三〜六ヶ月ほどで三キロ落とす、というのが目標です。もし、体重が現在九〇キロだとしたら、半年で四・五キロ、あるいは三キロの体重減です。これなら、ゆっくり時間をかけて無理なく落とせる数字ではないでしょうか。

肥満研究者のあいだでも、肥満治療の目標をどこにおくか、どのくらい減量すればよいのかということがよく問題になり、諸説ありました。

ここに、身長一七二センチ、体重九

○キロの肥満症の人がいて、肥満治療の目標を以前のようにBMIによる標準体重にしたとします。身長一七二センチの人の標準体重は約六五キロですから、あと二五キロもやせなければならないことになります。計算しただけでやる気をなくしてしまいそうな気の遠くなる数字です（標準体重の求め方は67ページ表2参照）。

しかし、現在の肥満症の治療目標は現体重の五％減ですから、半年間で九○キロの五％、たった四・五キロやせることで肥満に合併する生活習慣病に改善が見られるとしたら、がんばって二五キロやせなくても、その時点でさらに体重を減らそうとしなくても医学的な問題はないのです（93ページ表7参照）。

「現在の体重を五％減らすことが、肥満症治療の目安になる」ということは、一九九八年の国際肥満学会でも報告されています。たしかに以前は、肥満症の治療は標準体重に戻すことを目標にしていることが多かったのですが、現在は、肥満に合併する生活習慣病の病状改善に主眼がおかれ、多くのケースで体重を五％減らせば効果が得られることが明らかになっています。メタボでは、体重を三キロ減らし、それに伴いウエストサイズを三センチ減らせば目標は達せられます。

それでもまだ肥満に合併する生活習慣病の病状が見られるときは、さらに体重を五％減らす第二段階のダイエットにとり組みます。ダイエットをする以上は、どうしても標準体重に戻したいというのであれば、そのあとにゆっくり段階を踏んで行うことをおすすめします。

体重の変化は三日後にやってくる

パーティーや宴会でついつい食べすぎてしまうと、翌朝、体重が増えていないか、とても気になるものです。そこで、びくびくしながら体重計に乗ると、それほど増えていないので安心して、食べる量を減らさずにいると、三日ほどたって一気に体重が増えているのに気づくことがよくあります。細かな体重の変化に一喜一憂することはありませんが、食べすぎたと思ったら、その翌日、翌々日に食べる量を減らさないと、間違いなく脂肪となって蓄積されます。もし、四日たっても体重がそれほど増えていなければ、食べすぎた分は脂肪にならずにすんだことになります。

このことは逆に、体重が減る場合にもあてはまります。一日だけ食べる量を減らしたからといって、翌日すぐに体重が落ちることはありません。やはり、二日目、三日目と続けて食べる量を減らせば、四日目から体重は落ちはじめます。毎日体重計に乗って体重をチェックすることの大切さは、こうしたところにあります。

すぐにあきらめない

正月をはさんで新年会や忘年会、取引先の接待やお付き合い、社内の懇親会など、ダイエットをしようとする男性にとって、さまざまな壁が立ちはだかっています。食べすぎた翌日、翌々日に食事の量をコントロールしようとしてもままならないことは多々あります。

ここで気をつけたいのは、すぐに体重が減らないからといって、自暴自棄にならないことです。「もういいや！　ダイエットはまた次の機会にしよう」と、それまでのストレスを発散するかのようにやけ食いをすれば、それまでの努力は水の泡です。いったんストップさせてしまったら、もう一度身体をダイエットモードに戻すのには、かなりの努力と時間が必要になります。

ダイエットがスムーズにいくようでしたら、だれも苦労はしません。ダイエットもサッカーと同様に、イエローカードはつきものです。ちょっと反則をしたぐらいで、いきなり自分にレッドカードを出すのは大きなミスジャッジです。

また、ダイエットをけわしい山の登山にたとえれば、軽装でたやすく登頂できるというものではありません。途中でくり返し休息をとることも必要でしょう。斜面がきびしくなれば、ペースダウンも余儀なくされます。ルートを間違えれば、引き返さざるを得ません。だからといって、一気に麓《ふもと》まで下山してしまうのはもったいないことです。途中までのぼってきたことには、それなりの意味があります。登山のたびに準備からやり直すことをくり返していては、いつまでたっても頂上は見えてきません。

励ましてくれる指導者や味方を見つける

意志が強ければしっかりダイエットを続けることができるでしょうが、そのような人でも一人でダイエットをしていると、ちょっとしたことがきっかけでめげてしまいがちです。できれば、励ましてくれる指導者や、家庭や職場にいっしょにダイエットをしてくれる味方がいてくれたら、とても心強いことです。

新しいメタボ対策では、肥満症やメタボ（有病）群は直接的に、メタボ予備群は間接的に、医師、保健師、管理栄養士から指導を受けることができます。

また、ダイエットに夫の協力が得られている奥さんは四人に一人にすぎませんが、奥さんの協力が得られている夫は二人に一人。奥さんは、ダイエットの強力な味方です。

家族や友人、職場の同僚にダイエットをはじめることを宣言してしまうことも効果があります。いつぐらいを目標に、どんな方法でダイエットをするのかを完全にオープンにしてしまえば、その人たちに対する手前、意地でも続けようという気になるものです。ダイエットを続けるパワーにつながります。地元にウォーキングの会などがあったら、積極的に参加してお互いに励まし合うのもよい方法です。

他人の目を意識せざるを得ない状況に自分を追い込んでしまうことも、ダイエットを続けるコツの一つです。

やる気を後押しするものを見つける

ダイエットが成功するかどうかのカギは、動機の強さにかかっています。「つらかったら、やめればいいや」といった程度の軽い気持ちでは、ダイエットは続きません。

固い決心、悲壮な覚悟は、心の問題です。人間の心は、それほど強いものではなく、不安定なものです。心の弱さをカバーするためには、知恵を働かせたらどうでしょうか。つい萎《な》えてしまいそうな気持ちを思いとどめるための工夫を、目に見えるかたちですることがおすすめです。

たとえば、パソコンの活用です。市販の体重計、体脂肪計には、USBケーブルでパソコンとつなぎ、付属の管理ソフトを使って測定したデータをグラフやチャートに表示できる機能が備わっているものがあります。これまでのデータと現在のデータを比較表示できるだけでなく、設定した目標体重、臨床検査値に対する達成度、活性組織と体脂肪による体組成と歩数のデータを組み合わせて、消費カロリーと体重、体脂肪率の変化を比較できるものもあります。パソコンに接続できる機能がついた歩数計も登場しています。

こうしたデータはパソコンの中にとどめて管理するだけでなく、たとえば一週間単位でプリントアウトして壁に貼《は》っておくようにします。いちいちパソコンを立ち上げなくても、ダイエットの進み具合を自分自身や家族がいつでも確認できるようにしておくと励みになります。

インターネットで自分の日記を公開するブログがはやっています。すでにブログを開設していたら、自分のダイエット日記を公開して仲間を募り、お互いに競争したり励まし合うのも一つの方法です。

おしゃれをすることが好きであれば、やせていたころのお気に入りの服にもう一度袖《そで》を通せるようにがんばったり、流行の高級ブランド服を買い、それを着こなせることを目指してダイエットに励むこともできます。

ダイエットのプロセスで、やる気を後押ししてくれるものを見つけて、いつでも目に見えるかたちにしておくこと、外からの刺激を身のまわりにおいておくことが大事です。

よく受験生が、「絶対受かるぞ！　○○大学」などと紙に書いて自分の部屋に貼っているのは、自分で自分に対して檄《げき》を飛ばし、「絶対に受かるんだ」と自己暗示をかけているのです。それと同じことです。

自分にごほうびを出す

物事が長続きしない大きな理由に、マンネリがあります。マンネリズムの意味を辞書（『大辞泉』小学館）で調べてみると、「手法が型にはまり、独創性や新鮮味がないこと」とあり、それもまたダイエットの足を引っ張る一因です。なんとかしてマンネリを打破する知恵を働かせることも必要でしょう。

ダイエットのためにウォーキングをとり入れているとしたら、たまには歩くコースを変えてみるとか、歩き慣れている道でもいつもとは反対側を歩いてみるだけで景色ががらりと変わり、驚きと新鮮さが感じられます。ウォーキングだけでなく、ジョギングやサイクリング、水泳など他の運動と組み合わせることもマンネリ化を防ぎます。

食事についても、ダイエットメニューばかりを毎日毎日、ストイックに食べ続けるのもつらいものです。ダイエットのために我慢している大好物のうち、できるだけカロリーの低いものを少量だけ、自分に対するごほうびとして、週に一回ぐらいは解禁してもよいのではないでしょうか。それでいったん目標から一歩下がったとしても、次に二歩進む意欲につながれば、差し引きプラス一歩となり、なんの問題もありません。

一〇〇点満点は目指さない

几帳面《きちょうめん》な人は、ダイエットの仕方にも性格があらわれるものです。細かいところまで約束事をたくさん決めて、すべてが完璧に進むように努力します。

しかし、几帳面な人ほど、オール・オア・ナッシングになりがちです。どの約束事も一〇〇点満点を目指していて、落第点を一つとっただけですべてをあきらめてしまいがちです。約束事をきちんと守ろうという理性も、食べたい、楽がしたいという素直な感情には、簡単に打ち勝てるものではありません。

ダイエットをはじめる前から「できるわけがない」と思ってしまうと、脳の働きは間違いなく「やっても仕方がない」につながります。プラス思考、ポジティブ思考で約束事を決めたほうが、マイナス思考、ネガティブ思考でいるよりもうまくいくに決まっていますが、それも程度次第です。できそうにもない約束事は、はじめから盛り込まないことです。

一〇〇点満点を目指すのではなく、「せめて及第点の六〇点ぐらいは維持しよう」と決めて、できるだけ肩の力を抜くこと。約束事が守られなかったとしても、長い目で見てどこかで帳尻を合わせればよいと思えば、気持ちも楽になります。

自分を苦しめるやり方は無理をして行おうとせず、気楽に気長にいこうというやり方を目標にすれば、自然とうまくいくのではないでしょうか。

太りすぎたら専門医の治療を受ける

ＢＭＩが二五〜二七の範囲内の人ならば、自分一人でもダイエットはできます。現体重の五％（あるいは三キロ）落とすことによって、肥満に合併する生活習慣病やメタボの病態が改善するケースがほとんどです。

しかし、一般的な食事制限や運動では十分な成果が見られず、しかも生活習慣病の治療のためにダイエットの必要度が高い、ＢＭＩ三五以上の重症肥満者の場合は、専門医による肥満症の治療を受けたほうがうまくいくでしょう。そして、指導を受けた食事法は、しっかり実践することが大切です。

食事療法と運動療法の併用が基本

前述しましたが、肥満症やメタボリックシンドロームの治療は、食事療法と運動療法を別個に行うべきではなく、併用することが重要です。自転車でいえば両輪をなすもので、どちらが欠けていても治療は成功しないのです。とくに運動療法は、継続的な減量と、減量後の体重維持には欠かせないものです。

食事療法のみで治療を行うと、治療をはじめてから一、二ヶ月後に、体重の減少が止まってしまう「適応」という現象が必ずあらわれます。ダイエット中にこのような経験をした人は多いと思われますが、一日六〇〇キロカロリー以下の超低カロリー食療法中にもあらわれます（成人男性の一日の平均摂取量は、約二〇〇〇キロカロリー）。

「適応」は生命を維持するのに重要な能力であり、摂取エネルギーの減少によって身体は生命の危機を感じ、身体を動かす活動代謝エネルギーに加えて基礎代謝エネルギーまで減らして、体重の減少に抵抗しようとして発生するものです。また、「適応」は極端な食事制限を行うほど出やすく、ダイエット後の体重のリバウンド現象や、ダイエットをくり返すごとに体重がかえって増えてしまうウエイトサイクリング（あるいはヨーヨー現象）と呼ばれる症状の原因になります。

一方、食事療法と運動療法を継続的に併用すると、活動代謝エネルギーの減少も基礎代謝エネルギーの減少も防ぐことで消費エネルギーを高い状態に保つことができるため、食事を制限した分の体重減少が可能になるのです。

焦らずに「適応」を克服しながら、継続的にやせるために一日一〇〇〇～一八〇〇キロカロリー程度（推奨するのは一六〇〇キロカロリー）の軽い摂取エネルギー制限と、一日二〇〇～三〇〇キロカロリーの運動をすることが必要です。

肥満症治療の具体的な進め方

肥満症治療の目標は、まず六ヶ月で現体重の五％を減らすことです。この目標は、三ヶ月ぐらいでも達成可能ですが、焦らず、六ヶ月かけて達成するとよいでしょう。国際的にも、六ヶ月で達成することがすすめられています。

食事療法の原則は、

①適切な摂取エネルギーの決定
②適切な栄養素の配分
③食習慣の改善

です。食事献立表をつけて、そこから四〇〇〜五〇〇キロカロリー減らした献立にする方法もありますが、成人男性の一日の平均摂取量は約二〇〇〇キロカロリーなので、一日一〇〇〇〜一八〇〇キロカロリー（推奨は一六〇〇キロカロリー）の摂取で、軽いエネルギー制限は達成されます。

食事療法で大切なことは、摂取エネルギーの量を制限するだけでなく、適切な栄養素の配分と、脂肪過多、朝食欠食、不規則な食事時間、夜食、間食、どか食い、まとめ食い、ながら食いなどの誤った食習慣をあらためることです。これらを守らないと、ダイエットの効果はあがりません。

表8　食事療法の分類例

(単位:キロカロリー)

	1日あたりの摂取総エネルギー量	標準体重1kgにつき
低カロリー食療法(LCD)	1000〜1800	20〜25
超低カロリー食療法(VLCD)	600以下	10以下

『肥満研究』増刊号「肥満症治療ガイドライン2006」(日本肥満学会)

肥満症治療の種類とその効果

①食事療法

肥満症の食事療法は、食事の量を減らして摂取エネルギーをおさえ、一日の消費エネルギーより少なくすることで体重を減らす療法です。日本肥満学会は、食事療法を低カロリー食療法(LCD Low Calorie Diet)と超低カロリー食療法(VLCD)の二種類に分類しています。

低カロリー食療法(LCD)

一日の総摂取エネルギーを一〇〇〇〜一八〇〇キロカロリー、標準体重一キロあたり一日二〇〜二五キロカロリーにする食事療法です。長続きできて、効果の出る低カロリー療法として、一日一六〇〇キロカロリーにすることをおすすめします。タンパク質を標準体

表9　食事療法の長所と短所の比較

	低カロリー食療法	超低カロリー食療法
1日あたりの総摂取エネルギー量	1000〜1800（キロカロリー）	600以下（キロカロリー）
体重減少効果	小さいが着実	大きい、急速
長期的治療	可能	困難
治療方法	主に外来	主に入院
栄養素バランス	容易	困難、タンパク質摂取の確保
副作用	ほとんどなし	多い
体重の再増加（リバウンド）	自覚がなければしやすい	とても多い

重あたり最低一グラム摂取し、摂取総エネルギー量を少なくするのは、糖質と脂質を減らすことによりますが、一日一六〇〇キロカロリーの食事によってタンパク質摂取量を守り、ほぼ日常に近い食事の栄養配分にすることができます。空腹感をおさえるためにボリューム感を出したいときは、主食をお粥にして、野菜、海藻、キノコ類を多くとり入れるなど献立にも工夫します。ビタミンやミネラルをきちんととることも欠かせません。

超低カロリー食療法（VLCD）

絶食（断食）療法にかわって医療現場

でよく行われるようになったのが、この療法です。タンパク質の摂取量を守り、野菜を中心に少量の糖質と脂質、十分なビタミンとミネラルを補給しながら、一日の総摂取エネルギーを六〇〇キロカロリー以下という超低カロリーにおさえます。半飢餓療法ともいわれるほど体重の減少効果は早くて大きいのですが、副作用など身体にかなりの負担がかかるために、専門医の指導のもと、入院での治療が必要です。

最近、超低カロリー食療法用として、マイクロダイエット、ニューオプティファーストなどのフォーミュラダイエット食品（栄養素を充足するために固形や粉状にした食品）が数多く市販され、ドラッグストアやインターネットの通販でも簡単に入手できるようになりました。

そのために、医師の指導を受けずに、こうしたダイエット食品だけを使って自己流のダイエットを試みようとする人がいますが、体脂肪だけでなく筋肉や骨までが激減し、体調をくずしてしまうことがあります。やめれば、あっという間に元の体重に戻ってしまう人がほとんどです。

一九七〇年代、低品質の液体プロテインを使ったダイエットで六〇人以上の死者を出す事件がアメリカで起こりました。平均年齢三五歳、平均体重一〇五キロの女性たちが液体プロテインだけで二ヶ月以上ダイエットし、平均体重が三九キロになるまで減量したあとに心臓発作などで突然死してしまったのです。自己流で超低カロリー食療法を行うのはとても危険です。

②運動療法

運動療法によって継続的な運動（身体活動）をすると、活動代謝エネルギーが増加するだけでなく、基礎代謝エネルギーの増加、インスリン感受性の上昇、脂肪の合成阻害など、肥満によってもたらされた代謝異常が是正されます。筋肉の萎縮《いしゅく》も防いでくれます。

中でも、基礎代謝エネルギーの増加はとくに大きな意味があり、ダイエット中にあらわれる「適応」の現象を緩和し、継続的な体重の減少を約束します。

以前は、運動を一回に一時間以上行わないと体脂肪がエネルギーとして消費されはじめないので体重減少の効果は期待できないとされていました。しかし今では、一〇分以上の運動を何回かに分けて行っても体重減少の効果があることが実証されています。これで、運動療法のハードルは、とても低くなりました（151ページ参照）。

③行動修正療法

重症肥満症の医学的療法として、効果をあげるために専門医が食事療法と併用するのが行動修正療法です。

日常生活の中で、肥満症の人のどのような特性（性格、食生活、生活活動）が肥満と結びついているのかを客観的に分析し、そのことを本人に気づかせ、誤りを矯正し、食生活にフィードバックして肥満を改善しようというものです。

具体的には、運動の指導や心理面のサポートを受けながら、摂取した食事の量、食事回数、間食などを記録する食事記録と、一日の歩数など身体活動を記録する行動日誌に基づいて、具体的に食事療法と運動療法での誤りを認識させるものです。さらに、誤りを修正し、修正したことを習慣化することを基本としています。

食生活と運動習慣を含む生活全般をあらためるものですから、リバウンドや挫折の可能性も低くなり、効果的な減量法として、メタボ対策の現場や一部の肥満外来でとり入れられています。

毎日、食事や運動、体重などをこまめに記録することはまた、自分一人で行う日常のダイエットにおいても正確な自己分析ができ、自分の特性にマッチした方法を選ぶ指針になるという意味でとても重要なことです。

④外科療法

物理的に胃に入る食物の量を減らせば体重も減らすことができるという発想に基づくのが、手術によって胃の内腔《ないこう》を小さくする外科療法です。医学的に減量が必要とされる重症肥満症患者に対して行われます。

胃内バルーン留置術は、しぼんだシリコン製の風船を内視鏡を使って胃の中に入れ、生理食塩水でふくらませてそのまま留置し、少し食べただけで満腹感を覚えさせようというものです。風船は半年ごとに交換します。

胃バンディング術は、腹腔鏡を使ってシリコン製のバンドで胃の上部を縛り、胃の容量を小さくするものです。手術後も、バンドの締め付け具合を調整することができます。

その他、よく欧米で多く行われているのは、腹腔鏡下ルーワイ胃バイパス術（ガストリックバイパス手術）です。胃に二〇〜三〇ccの小袋を設け、胃の内腔を狭くすることによって、食事の摂取量が少なくても満腹感が得られるようにするものです。タレントのKONISHIKI（元大関小錦）がハワイで受けたのもこの手術です。

胃バイパス術のメリットは、リバウンドが少ないこと。一〇〜一四年の長期にわたって減量後の体重が維持できることです。肥満に合併する病気の症状も、九〇％以上が改善されます。リスクは、鉄、カルシウム、ビタミンなどの欠乏を補うための内服が必要なこと。手術後に胃の滞留機能が低下して飲食物が小腸へ急降下して起こるダンピング症候群（腹痛、低血圧、低血糖などをもたらす）や、食事が通る部分が狭くなる狭窄《きょうさく》が生じて嘔吐《おうと》する障害などがあります。

日本では現在、これらの肥満の外科治療に医療保険は適用されていません。また、日本肥満学会、日本消化器内視鏡学会、日本内視鏡外科学会の三学会は、「肥満の外科治療は、胃内バルーン留置術と胃バンディング術の二つをさす」と合意していて、施設も特定機能病院に限定するなど、実施には慎重です。

今のところ外科療法は、運動や食事によるダイエットに効果がなく、内科治療では手に負えない重い合併症を伴う、ＢＭＩが三五以上の重症肥満者を対象にした特殊療法と位置づけされています。

⑤薬物療法

食事療法と運動療法を補助する療法として、薬物療法が実用化されつつあります。

第一章で述べたように、現在日本で使われているのは、食欲抑制剤のマジンドール（サノレックス®）だけです。ＢＭＩ三五以上の重症肥満者に三ヶ月以内という短期的にだけ使用可能な薬で、医療機関でしか入手できません。

多くの施設でこの薬の臨床治験を行った結果、決められた服薬期間の三ヶ月で平均四・六キロ減量の効果が見られました。副作用は、便秘、胃のもたれ、口の渇きといった軽度のものでした。

一方欧米では、一年以上の長期にわたって五〜一〇％の体重減を達成できること、肥満に合併する生活習慣病の改善が望めること、肥満症のＱＯＬ（Quality of Life　生活の質）

が改善できることの三条件を満たす薬物を、肥満症薬として認可しています。

現在は、食欲抑制薬のシブトラミン（メリディア®）と脂肪吸収阻害薬のオルリスタット（ゼニカル®）の二剤が使用可能です。

このうち、海外では医薬品として承認されたシブトラミンですが、この成分が検出されたいくつかの健康食品（原産国は中国、アメリカ、不明）を摂取した人から、健康被害が生じたとの報告があります。そのために厚生労働省医薬食品局は、「健康被害が発生するおそれは否定できないと考えられる」との情報を提供しています。

飲むだけで脂肪がとれるとうたった市販のやせ薬には、利尿や便秘解消の作用がある薬剤、甲状腺ホルモン剤などが主として含まれています。

しかし、利尿も便秘の解消も、体脂肪を分解することとは無関係です。甲状腺ホルモン剤は、代謝を活発にして体重減少に効果はありますが、消費エネルギーとして体脂肪だけでなく内臓や筋肉まで使ってしまうので、それでは体調をくずしてしまいます。飲むだけでやせられるという夢のようなやせ薬を、薬局などで手に入れることはできません。

第四章　外食メニューと上手に付き合う

外食メニューの何が問題か

日本の現在の全就業者数は、男女合わせて六二六〇万人。そのうちの約八七％、五四六九万人が雇用者、いわゆるサラリーマンといわれる人たちです（『労働力調査（速報）』平成二一年一二月分結果　総務省統計局）。

こうした人たちは、出社する平日の昼食は家庭の外、外食にならざるを得ません。男性の昼食における外食・調理済み食の利用率（外食率）は、二〇代が五四・三％、三〇代が五二・八％、四〇代が五五・三％、五〇代が四八・〇％。つまり、二〇～五〇代の二人に一人が昼食を外食・調理済み食ですませているという調査結果があります（119ページ図5参照）。

こうした食物の消費形態の変化に対応して、外食産業も多様化しています。ヘルシー志向の高まりにこたえたメニューが次々に開発され、チェックしやすいように含まれるカロリー（エネルギー）が表示されることが増えてきました（123ページ表10参照）。

それでも外食メニューには、問題が残ります。比較的味つけが濃いために、脂肪、糖質、

図5　1日の食事構成比（昼食・男性）

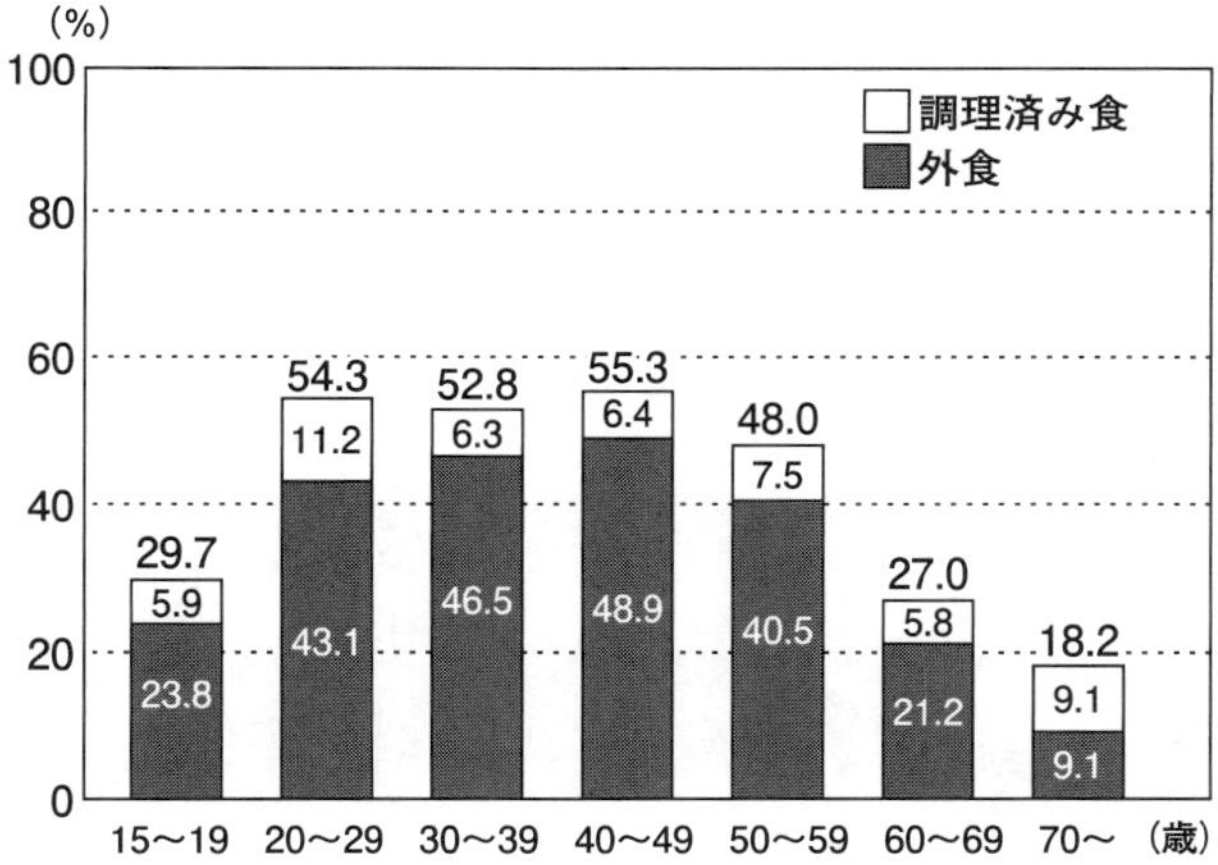

『平成18年国民健康・栄養調査結果の概要』(厚生労働省)

塩分のとりすぎにつながりやすくなっています。野菜がとりにくいために、ビタミン類や食物繊維が不足しがちです。外食をする場所が少なければメニューの変化がつけにくく、食べる量も、その日によって多すぎたり少なすぎたりと一定しません。

こうした外食の問題点を、家庭の食事でカバーしようとしても限界があります。

第一生命保険相互会社が主催する『第19回サラリーマン川柳コンクール』の第一位に輝いたのが、「昼食は　妻がセレブで　俺セルフ」（一夢庵）でした。

サラリーマンの平均昼食代は、五七〇

円（GEマネー「2008年サラリーマンの小遣い調査」）。高級レストランで優雅に数千円のコースランチを楽しむ奥さんをうらやむサラリーマンの悲哀が、見事に表現されています。サラリーマンは、限られた小遣いをなんとかやりくりして昼食をとりつつダイエットをするという、きびしい状況におかれています。そうした中で、家庭の外での食事のメニューについて正しい知識を身につけ、上手に付き合った人がダイエットに成功するといってもよいでしょう。

お店で食べるより持ち帰る

「中食《なかしょく》（調理済み食）」という言葉があります。外食でもなく、家庭での料理（内食、家庭食）でもなく、その中間にあって、そのまま食事として食べられる状態に調理されたものを持ち帰って食べることを意味します。

中食には、弁当類（弁当、おにぎり、寿司〈出前を除く〉など）、調理パン類（サンドイッチ、ハンバーガー、ピザ、中華まんじゅう〈あんまんは除く〉、ピロシキ〈菓子パンは除く〉など）、麺《めん》類（そば、うどん、中華麺、焼きそば、焼きうどん、スパゲッティー）などの主食的調理食品と、惣菜類《そうざい》（サラダ、煮もの、焼きもの、炒めもの、和えもの、蒸しもの、揚げもの〈持ち帰りできるフライドチキンも含む〉）の副食的調理食品の二種類があります。

中食一回あたりの購入金額は、弁当類、麺類、惣菜類は三〇〇～五〇〇円未満、調理パン類は三〇〇円未満とする人が多く、それぞれ四割強となっています（『平成15年度食料品消費モニター第2回定期調査結果の概要』農林水産省総合食料局）。

こうしてみると中食は、サラリーマンの平均昼食代の五七〇円でなんとかまかなえ、外食ほど経費がかからないこともあり、外食産業の約二五％を占めるなど年々市場規模を拡大してきています。

男性サラリーマンが中食を利用するのは、「食事の時間が節約できる」がトップの他、「いろいろな品目から選べる」「少量でも買える（小分けで買える）」「価格が安い」「味がよい」「できたてが食べられる」「栄養バランスがよい」「カロリーがわかる」「ヘルシー感がある」「ボリューム感がある」といったメリットを感じているからです（株式会社ぐるなび調べ）。

ダイエット中の人にとっては、お店に入って出された料理をそのままお腹につめ込むよりも、できるだけ持ち帰って食べたほうが、規則正しい食生活を確保しやすいというメリットもあります。

メニューのカロリー表示は必ずチェック

ダイエットにとって気になるのがカロリー（エネルギー量）です。最近は、飲食店のメニューや調理食品のパッケージに、カロリーが表示されていることが多くなりました。しかし、この表示を見たことのある男性は四〇・七％（女性は五一・四％）。いつも、あるいはときどきでも、この表示を必ず参考にしているという男性はわずか二七％（女性は四七％）にすぎません（『平成17年東京都民の健康・栄養状況』東京都福祉保健局）。

通常、成人男性の一日の摂取カロリーは二〇〇〇キロカロリーとされていますが、ダイエット中は約一六〇〇キロカロリーにおさえ、そのうち外での昼食は五〇〇〜七〇〇キロカロリー程度にするのが目安です。

それなのに、一食分のカロリーがどのくらいかがわからなければ、どうやって三食で約一六〇〇キロカロリーにしたらよいのか見当がつきません。せっかく奥さんの協力で朝食

表10　外食メニューのカロリー比較表

	高カロリー（500キロカロリー以上）	低カロリー（500キロカロリー未満）
洋食	油を使った牛肉・豚肉料理 サーロインステーキ ハンバーグ クリームタイプのパスタ タルタルソース ポタージュスープ マヨネーズサラダ （マカロニサラダ、ポテトサラダ） デザート（ケーキ、アイスクリーム）	蒸した鶏肉料理（皮なし） ヒレステーキ 和風ハンバーグ トマトベースのパスタ、和風パスタ ウスターソース コンソメスープ、野菜スープ グリーンサラダ （ノンオイルドレッシングを使う） デザート（フルーツ）
和食	肉料理 魚料理（唐揚げ、照り焼き） 揚げもの料理 天ぷらそば、たぬきそば、きつねそば カツ丼 天丼 ネギトロ丼、にぎり寿司《ずし》 寿司 （マグロ中トロ、イクラ、ウニ） 酒の肴《さかな》（揚げもの）	魚料理 魚料理（煮魚、塩焼き、刺身） 煮もの、和えもの料理 山菜そば、月見そば 親子丼、玉子丼 天ぷら定食 ちらし寿司、上方寿司 寿司 （イカ、タコ、エビ、白身魚、貝） 酒の肴（煮もの、和えもの、汁もの）
中国料理	麺類 （あんかけ焼きそば、タンタンメン、チャーシューメン、味噌ラーメン） ご飯類（チャーハン、酢豚定食）	麺類 （ラーメン、タンメン） ご飯類（麻婆豆腐定食、ギョーザライス）
ファストフード	セットメニュー 照り焼きバーガー、ビッグサイズハンバーガー、フライドチキン3個	ヘルシーな単品メニュー ハンバーガー 野菜メニュー（グリーンサラダ、コールスロー、ミネストローネ）
テイクアウト・弁当	油を使ったおかずの弁当 （ピラフ弁当、カレー弁当、鶏唐揚げ弁当、ハンバーグ弁当、カツ弁当）	油を使わないおかずの弁当 （焼き魚弁当、和風海苔弁当、巻き寿司、にぎり寿司）

＊ファミリーレストラン、コンビニ、テイクアウト弁当を買うときは、カロリー表示を必ずチェックする

『ひと目でわかるカロリーブック』外食編（同文書院）を参考に作成

や夕食のカロリーを調整しているのに、外での食事でカロリーを無視してしまっては元も子もありません。

「細かなカロリー計算をしなさい」といっているわけではありません。メニューに書かれてあるトータルのカロリーを必ずチェックして、カロリーが高いものはひかえる、ただそれだけです。これぐらいの手間を惜しむようでは、ダイエットをしているという自覚が足らないと思います。

カロリーを少しでも下げる工夫をする

カロリーが高いというだけで、大好物のメニューをまったく食べないのもつらいことです。同じメニューでも、カロリーを少しでも下げる工夫ができます。123ページの表10を参考にして、できるだけ右側に示した欄の低カロリーなメニューを選ぶことをおすすめします。一食分としてはごくわずかなカロリーの差でも、日々重なると、その差は侮れません。

第五章　やせるための食べ方とお酒の飲み方

早食いをやめる

食べるスピードは、幼いころからの習慣もあって人それぞれです。肥満とはあまり関係がなさそうに思われますが、実は極端に速かったり遅かったりすると太る原因になり、ダイエットにとっては大敵なのです。

太っている人の食べ方を見てください。食べる量が多いのはもちろんのこと、食事をあっという間にすませてしまう早食いや、だらだらと食べ続けているだらだら食いなどという点が目につきます。忙しくてどうしても食事に十分な時間をかけられないのがサラリーマンですが、とくに早食いをやめない限り、ダイエットの成功にはつながりません。

食事によって胃がふくらみ、満腹中枢が「お腹がいっぱいになりました」というサインを出しはじめるまでにかかる時間は三〇分といわれています。

なぜ早食いをするのがよくないかというと、満腹感を覚える三〇分より前に食べすぎてしまうからなのです。

一度に多くの量をほおばり、ゆっくり嚙まないことも、満腹中枢が満腹を認識する前に食べすぎてしまうことにつながります。
心がけたい食べ方は、次の四つです。

①よく嚙んで食べる
②単品ではなく、メニューの数をできるだけ増やす
③一人ではなく、他の人を誘って食事をする
④骨付きや固いものなど、嚙みごたえがあって早食いしにくい食物を食べる

このうち、とくによく嚙んで食べることは、心がけ次第でだれにでもできることです。きちんと嚙むことが食事の速度を遅らせることから、肥満症の治療でも、医師は「ひと口あたり三〇回は嚙みなさい」と指導しています。さらに、よく嚙むことによって、食欲をおさえる物質ヒスタミンが分泌され、食べすぎを防ぐことができます。また、消化がよくなって消化器の負担を軽くし、唾液《だえき》や胃酸がよく出るので、食物の有害な物質を無毒化し、病原菌を殺菌してくれます。

ダイエットのためによいことなら、できることは今すぐにでもはじめたほうがよいでしょう。身についた悪い食習慣に早く気づいて、よい習慣に改めることが大切です。

盛りつけを工夫する

ダイエット中にもかかわらず目の前に料理がいくつも並べられていると、ついあちこちに手を出してしまう。ご飯も、いつもの癖でおかわりをせずにはいられない。このように、食欲のコントロールが機能不全に陥った状態を改善するには、自分の心がけだけにたよっていても食べすぎは防げないかもしれません。

品数を多く食べることは必ずしも悪いことではありませんから、そのときは奥さんに協力してもらって、盛りつけを工夫してみます。いくつかに仕切られているタイプのお皿を用意して、主食もおかずもすべてその一枚のお皿（ワンプレート）に盛りつけてもらいます。その分を食べ終えたら、その他の食物には手を出さずに食事を終えるようにするのです。まるでお子様ランチのようですが、食べすぎやだらだら食いを防ぐには悪くないアイデアです。

ご飯が大好きで、どうしてもおかわりをしなければ気がすまなければ、ご飯茶碗をいつものものより小さいものに替えてしまいます。二杯食べてもいつもよりご飯の量が減っているようにするほうが、二杯を一杯に減らすよりつらくはありません。

寝る前の三時間は食事をしない

会社に勤めている多くの男性は、一日に必要な摂取エネルギーの半分以上は、夕食でとることになります。実際に、朝食は食べずに家を出て、昼食もほとんど口にせず、空腹のまま帰宅するか、飲食店に入れば、夕食がまとめ食いになってしまうのはごく自然なことです。

仕事が終わり、夕食をとらずにお酒を飲むのは、胃や腸によくありません。油っこく塩辛いおつまみは、空きっ腹には強い刺激となります。

また、飲んだあとは、お店に立ち寄ってラーメン一杯、自宅に戻ってお茶漬け一杯で、空いた小腹を満たすのがお決まりとなっています。やっかいなことに、夜になると消化器官の働きがよくなるために、摂取したエネルギーは効率よく吸収され、体内で脂肪に変換されて脂肪細胞に蓄えられやすくなります。とくに食事のあとにすぐ寝てしまうと、蓄積する度合いは顕著です。

日本肥満学会が主催した第四回肥満症サマーセミナーの質疑応答で、吉松博信氏（大分大学医学部教授）は、「最もシンプルな体重減少のコツは、夕食を午後七時前にとること、毎日体重を最低一回はかること」と述べています。しかし、多くのサラリーマンにとって、午後七時前に夕食をすませるというのは現実的ではありません。

消化器官の働きが活発になる夜の食事は、少なめにすること。とくに、寝る前の三時間は絶対に食べないようにすることです。つらくても、空きっ腹のまま寝ることです。どうしても空腹が我慢できなかったら、紅茶やハーブティー、水などを飲むのが有効です。帰宅したら、すぐにお風呂に入って歯を磨いてしまえば、食べることをひかえやすくなるでしょう。寝る前に、とくに炭水化物や脂肪をとるのは、ダイエットにとっては大敵です。

朝食は抜かない

「朝食抜きダイエット」を唱える人がいるように、ダイエットのためには朝食を抜いたほうがよいのかどうか、さまざまな意見があります。

厚生労働省の調査によると、朝食の欠食率は、男性の三〇代が三〇・二％（女性の二〇代が二四・九％）と最も高く、年齢が高まるにつれて下がっています（『平成19年国民健康・栄養調査結果の概要』）。厚生労働省の調査でいう「欠食」とは、「何も食べない」「菓子、果物、乳製品、嗜好《しこう》飲料などの食品のみ」「錠剤・カプセル・顆粒《かりゅう》状のビタミン・ミネラル、栄養ドリンク剤のみ」をさします。

一日二食にすれば、一食分食べる量が減るのでやせられそうに思われますが、かえって太る原因になります。その理由は二つあります。

食事をすると身体が熱くなったと感じるのは、食物が消化吸収されるときのエネルギーの一部が熱エネルギーとなって発散されるからです（食事誘導性熱産生）。食事の回数を減らしてしまうと、その分、熱エネルギーの発散が少なくなり、脂肪となって身体にたまりやすくなります。

また、「はじめに」で述べたように、私たちの身体には、絶食の時間が長くなったり、エネルギーの摂取が不足した状態になると、エネルギーの消費をできるだけ少なくして身体の機能を維持しようという能力（適応）が備わっています。私たちの身体がやせにくく太りやすいのはこの能力のためで、朝食を食べないことは、絶食の時間を長くすることになり、ダイエットをむずかしくすることにつながります。

また、一日二食にすると、「夜食症候群（ナイト・イーティング・シンドローム）」という太りやすい食べ方になってしまうことがあげられます。夜食症候群は、アメリカで指摘された肥満症患者の夜型の食生活パターンのことで、夜間の過食によって一日のエネルギー摂取量の半分以上をとる異常な食べ方を示し、これが肥満の大きな原因になっているというものです。

ダイエット中でも朝食をしっかりとることによって、食後の四、五時間に最もエネルギーが充足してくるために、身体の各機能の活動が活発化し、仕事の能率がアップします。軽い朝食でとったエネルギーは午前中の活動で使い切られるために、体脂肪となって蓄積される心配はありません。朝食を抜くと体温は上昇せず、エネルギーも補充されないために身体の動きが鈍り、頭の回転もさえなくなる可能性があります。

朝食メニューの理想は、主食のご飯かパンは少なめに、副食はオムレツあるいは目玉焼きなどの卵料理や納豆などの一品、栄養のバランスのために海苔《のり》、おひたしやサラダ、果物、牛乳などを食卓にそろえ、エネルギーを少なめにして栄養のバランスをはかることです。毎朝これらの食物をそろえるのが無理なら、クラッカー、牛乳、ゆで卵などに、生野菜のかわりに野菜ジュースを飲むのもよいでしょう。とにかく、朝は何かを口に入れる習慣をつけることです。

昼食は、日中の活動を支え、夕食までのエネルギー源になる大切なものですから、抜いてしまうのは厳禁です。一日に決められたエネルギーは、朝食、昼食、夕食の三食でバランスよく分けてとり、夕食はむしろ少なめにするのがポイントです。

一週間単位で帳尻を合わせる

ダイエット中は、好きなものは食べられず、満腹感も得られず、思ったように結果が出なくていらいらするうえに、摂取したエネルギーにも気をつけなければなりません。低カロリー食療法でダイエット中の成人男性が、一日に摂取する、推奨されるエネルギー量一六〇〇キロカロリーを毎日維持することは、現実にはむずかしいところがあります。

その場合は、一週間単位で摂取したエネルギーの帳尻を合わせるようにします。

たとえば、「昨日はどうも食べすぎてしまったようなので、今日一日は食べる量を減らそう」「明日は料理のフルコースが予定されているので、今日一日は食べる量を少しひかえておこう」というようにして、一週間単位のトータルで摂取エネルギーが消費エネルギーをオーバーしないように帳尻を合わせるのです。出張などで不規則な食生活が一週間続いたら、次の一週間単位で摂取エネルギーを減らして調整すればよいのです。

脂身の多い肉や魚、揚げもの、菓子類をひかえ、煮もの、焼きもの、蒸しもの、卵、豆腐、海藻類、キノコ類、生野菜、果物を中心に、食事をふだんより少なめにすれば、一日に三食をきちんととっても一六〇〇キロカロリー以内におさえることができて、体力を落とさなくてもすみます。

できるだけ薄味のものを食べる

食物の塩分の量とダイエット、一見なんの関係もなさそうに思われますが、そうではありません。塩分が多いということは、すなわち味が濃くなるということです。味が濃くなれば、ついご飯やお酒が進んでしまって、エネルギーの過剰摂取につながりやすくなります。これはダイエットにとってマイナスです。

日本人の一日一人あたりの平均食塩摂取量は、男性一二・〇グラム（女性一〇・三グラム）。摂取量が最も高い年代は、男性は五〇代と六〇代で一二・六グラム（女性は六〇代の一〇・九グラム）で、一日の目標摂取量とされる「一日一〇グラム未満」を超えてしまっています（『平成19年国民健康・栄養調査結果の概要』厚生労働省）。

塩分のとりすぎは、ダイエットをむずかしくするだけでなく、高血圧、脳卒中や心臓病などの循環器疾患を起こしやすく、胃ガンの原因になるともいわれています。

ダイエットのためには、できるだけ薄味のものを食べる、漬けものに醬油《しょうゆ》をかけることはしない、麵類のつゆは飲み干さない、味噌《みそ》汁は一日一杯以内にすることなどが必要です。

野菜はジュースでとってもよい

外食の多い人は、どうしても野菜が不足し、その分ご飯や肉、魚に偏りがちです。野菜は、低エネルギーで、量をたくさんとって満腹感を得るためには好都合な食品です。栄養バランスの面からも必要ですし、ダイエットにとっても欠かせない食物です。

ビタミンAに変換されてガンの予防に役立つβカロチン、糖質（炭水化物）の代謝に必要なビタミンB_1、脂肪の代謝に必要なビタミンB_2、免疫力や美白に効果のあるビタミンCの他、ビタミンK、ナイアシン、葉酸などのビタミン類が豊富です。筋肉や神経の働きを正常に保ち、体内の酵素の活性化に役立つマグネシウム、骨や歯を丈夫にするカルシウム、造血作用のある鉄や亜鉛、リン、カリウムなどのミネラル類。それに、整腸作用のある食物繊維など、野菜は栄養の宝庫です。

とくに、水溶性のビタミンB群とビタミンCは体内にためることができないので、毎日野菜を積極的にとって、不足した状態にならないように注意しなければなりません。

外食のときに野菜がとれなかったら、食後に缶入りやペットボトル入りの野菜ジュースを一本飲むだけでも効果はあります。

お酒は、飲みすぎが問題

アルコールは、飲みすぎるとさまざまな病気を引き起こします。胃の粘膜を冒して胃炎を起こす。血圧を高め、心疾患を招く。アルコール性肝炎になると肝機能が低下し、さらに、肝硬変や肝臓ガンに進行する。脳が萎縮してアルコール性痴呆《ちほう》になる。カルシウム代謝に影響を与えて骨粗鬆症《こつそしょうしょう》にもなりやすくなります。

アルコール一グラムのエネルギーは七キロカロリーで、脂肪一グラムの九キロカロリーと比べても大差はないために、お酒を飲むと太りやすいというイメージをもたれがちです。しかし、アルコールは水と二酸化炭素に分解されやすく、アルコールを飲んだだけで太ってしまうということは考えにくいことです。

ただし、あくまでも飲みすぎないということが前提です。

仕事が終わって会社を出れば、居酒屋に立ち寄って、とりあえずはビールで乾杯という人も多いでしょう。「自分はビールが好きなので、太鼓腹になるのも致し方ない」とあきらめてしまっている人がいます。ビール腹という言葉も、ビールはカロリーが高いという思い込みから生まれたのでしょうが、それは間違いです。一〇〇ccの量で比べてみても、ビールは約四〇キロカロリー、二〇度の焼酎《しょうちゅう》は約一一〇キロカロリーと、ビールは焼酎の約三分の一と驚くほど低いのです。

それなら、ダイエット中でもビールなら飲んでもたいした影響はない、というわけにはいきません。お湯割りや水割り、あるいはロックでちびちびと飲む焼酎と、ジョッキやグラスでごくごくと飲むビールとでは、ペースや量は比べものになりません。いくらカロリーが低いビールでも、飲む量が多ければ太る原因になります。しかも、ビールの炭酸は、食欲を増進する効果があるため、ビールを飲みながら、つい食べすぎてしまうのです。

とくにビールや日本酒に含まれる糖質（炭水化物）は、消費しきれないと脂肪になって蓄積されてしまいます。飲みすぎということは、だらだらと食卓に居座って、おつまみを口に入れ続けているわけですし、酔えばなおさら食べる量をコントロールするのはむずかしくなり、エネルギーの摂取量は増えてしまいます。これが、ビールで太る原因です。

飲みすぎはまた、アルコール依存症に進行します。

厚生労働省の研究班（班長＝樋口進・国立病院機構久里浜アルコール症センター副院長）がＷＨＯの基準に基づいて行った全国調査では、日本におけるアルコール依存症の人は約八二万人。軽症乱用者を含めアルコール大量飲酒者（純アルコールに換算すると一日一五〇ミリリットル以上）の数は、全国で約二二七万人と推計されています。これは飲酒人口の約三％

にあたります（『我が国の精神保健福祉（精神保健福祉ハンドブック）平成16年度版』精神保健福祉研究会監修）。

アルコール依存症の治療法は、断酒です。軽度のうちにお酒をやめれば症状は改善しやすいのですが、重度になると家族や職場を巻き込んだ悲劇を招き、改善にはかなりの時間がかかり、一生涯の隔離生活を余儀なくされます。

ところがヨーロッパの国々の中で、動物性脂肪や乳脂肪の消費量が多いにもかかわらずフランス人の脳血管疾患や虚血性心疾患などの動脈硬化性疾患による死亡率が低いのは、赤ワインを常飲しているからではないかといわれています。赤ワインには、抗酸化作用を発揮させて動脈硬化などを防ぐポリフェノールが多く含まれています。フランス以外の赤ワイン消費国イタリア、スペイン、ポルトガルでも、同じ疾患による死亡率は低くなっています。

お酒はすべてだめというのではなく、摂取が適量であれば、その成分が身体によいことが証明されています。気分がよくなり、ストレスが解消され、スムーズな人間関係づくりを後押ししてくれます。

くり返しになりますが、飲酒で問題なのは、飲む量です。「健康日本21」(財団法人健康・体力づくり事業財団)によれば、適度な飲酒の量は純アルコールで一日平均約二〇グラム、ビールなら中ビン一本、日本酒なら一合にあたります。一日六〇グラムを超えると「多量飲酒」になります。

飲みすぎが悪いと、わかってはいるが

お酒が好きな人にとって、この適度な飲酒の量というのは決して満足できるものではありません。一人で飲んでいるときならまだしも、接待やお付き合いの席で適量におさえるのはことさらにむずかしいことです。

「飲みすぎは、身体に悪い」「でも、なかなかやめられない」のジレンマに陥っている人は、お酒とどう上手に付き合っていったらよいのでしょうか。

①休肝日をもうける

体重六〇～七〇キロの男性が、肝臓で分解できるアルコールの量は一時間あたり六～七グラムとされています。日本酒一合、ビール中ビン一本が適量といわれるのは、その量のアルコールであれば約三時間で分解でき、翌朝になると血中に残存しないからです。

アルコールを多量に摂取し続けると脂肪肝、肝炎になり、やがては肝硬変に進行し、肝ガンを発症させるといわれています。日本では、肝硬変に進行する比率はアルコール性肝炎が一三％、ウイルス性肝炎が八二・五％、その他四・五％になっています。

一回の飲む量を適量におさえることができなければ、一週間に一日、できれば二日続けて休肝日をもうけることです。いい古されたことですが、そうしなければ、お酒は「百薬の長」にはなりません。

②お酒の買いおきをしない

お店で飲む場合は、帰宅することも考えて飲む量をひかえようとするでしょうが、くつろげるわが家では、あとは寝るだけ、ついだらだらと飲み続けてしまいがちです。わが家での過飲を防ぐにはどうしたらよいか。その答えは、お酒の買いおきをしないこと、飲みたいときだけ買って帰るようにすることに尽きます。

お酒を飲みたくても、手許《てもと》にお酒がなければ飲めません。飲もうと思えばすぐに飲めるのをじっと我慢することと、酒店の前をお酒を買わずに通りすぎるのと、どちらの我慢がしやすいでしょうか。同じ我慢なら、しやすいことをするほうがつらさも少なくてすみます。

その日に飲む分だけを買うようにするのは、たしかに面倒なことです。しかし、その面倒くささがプラスに働けば、休肝日をもうけやすくなり、飲む量も自ずと減ってくるはずです。

③おつまみは上手に選ぶ

仕事を終えて、きちんと腹ごしらえをしてからお酒を飲みはじめるという人は、ほとんどいません。お酒好きには、お腹がいっぱいになったら、お酒がまずくなるという人さえいるほどです。

しかし、空きっ腹でお酒を飲むと、胃や肝臓への負担になりますので、食べすぎない程度に、ご飯、パン、麺類などの炭水化物をとってから飲みはじめることをおすすめします。

それができなければ、牛乳を一杯飲むだけでも、胃の粘膜を保護して悪酔いを防いでくれます。

お酒だけ飲んでいても何の栄養もとれませんから、栄養のバランスのことを考えて、おつまみは上手に選びましょう。とくに、良質のタンパク質とビタミンB_2は、肝臓によいとされています。タンパク質はチーズ、納豆、豆腐、白身魚、卵など、ビタミンB_2は納豆、枝豆、卵、豚肉などのおつまみから適量をとることができます。

メニューに書かれた能書きやカロリー表示は、面倒がらずにチェックし、揚げものや塩分の多いものは、極力避けます。

外食のメニューの選び方とお酒の飲み方は、ダイエット成功のためには、決しておろそかにできないことです。

第六章　通勤をいかして運動効果をアップ

運動を続けなければ、体脂肪は減らない

肥満は、摂取エネルギーが消費エネルギーを超えてしまった結果です。摂取エネルギーを減らして消費エネルギーを増やせばやせられますが、そのためには運動など身体を積極的に動かすしかありません。ダイエットによって減らさなければいけない体脂肪は、身体を動かさなければなかなか減らないやっかいなものなのです。

それも、ちょっと運動をしたぐらいで体脂肪がみるみる減るということはありません。三〇分間ゆっくり走ったとしても、大福一個分のエネルギーを消費できるかどうかといったところです。脂肪組織にたまった体脂肪一キロを減らすには七〇〇〇キロカロリーが必要で、現在の成人男性の一日の平均摂取量は約二〇〇〇キロカロリーですから、計算上はおよそ三日は絶食しなければ減らすことはできません。

ましてや、一週間で五〜一〇キロの体脂肪を減らすのは不可能なことです。お手軽な減量をうたい文句にしているダイエットも、そのほとんどが便秘を解消したり、体水分を減らして、一時的にやせたように見せかけているだけで、肝心の体脂肪が減ったわけではあ

りません。

体脂肪は、身体に酸素をとり入れる有酸素運動（エアロビクス）によって熱エネルギーへの変換をよくすることで、持続的に減らすことができます。即効性やインパクトのある安易なダイエットに手を出すのは、時間とお金が無駄になるだけです。少し時間はかかっても、確実に成功するダイエットに本気でとり組むことが大切です。

なぜ「歩く・走る」ことがよいのか

ひと口に運動といっても、さまざまです。その中で、とくに歩くことや走ることをおすすめしたい理由は二つあります。

一つは、いずれも足を交互に動かすだけですので、いつでも、どこでも行えることにあります。もう一つは、体内に多量に酸素をとり入れるという、心肺機能を高める有酸素運動であることです。

歩くことや走ることは、ごく日常的な行為です。スポーツクラブやスクールに通って技術を身につける必要もありませんし、楽しめるようになるまで時間はかかりません。

ダイエットを目的とするならば、歩くことも走ることも、ある程度の強度があったほうが効果的ですが、急激に脈拍を上げるようなペースで行うと、命を落としかねません。とくに太っている人は身体に負荷がかかりやすく、六〇歳以上の四割の人がなんらかの病気をもっているために、過激な運動は生命の危険性を高めてしまうおそれがあります。

二〇〇七年、当時四七歳の男性が、「メタボ撲滅作戦」をはじめて一ヶ月後、ジョギング中に心筋梗塞で突然死したことが報道されました。その男性は、身長一七五センチ、体重八二キロ、ウエストサイズ一〇〇センチでした。当初、三ヶ月でウエストサイズを一〇センチ減らすことを目標にしていましたが、ペースが急激すぎるということで、三ヶ月で四センチ減、体重四キロ減に修正された矢先の悲劇でした。

このことを教訓として、これからメタボ対策を行おうとする人は、運動をはじめる前にはきちんとメディカルチェックを受け、内科的疾患や整形外科的疾患があるかないかを確認したうえで、医師から適切な指導を受けることが大切です。ウォーミングアップやアフターケアをおろそかにせず、事故にも注意して安全に行うことを心がけます。

適切なペースでの歩きや走りであれば、心身へのすばらしい効果があります。糖尿病、高血圧症、脂質異常症といった生活習慣病を予防し、症状を改善できます。心肺機能が強化されることで、全身に持久力がつき、とくに心臓病の危険因子を減らすことができます。腰や膝などの関節痛、肩こりなどをやわらげ、その予防もしてくれます。骨粗鬆症の予防にもなります。体力をつけるだけでなく、体力が衰えにくくなります。

日々、歩いたり走ったりすることが習慣になれば、規則的に食事をとるようになり、適度な疲労により休養もしっかりとるようになります。そうすれば、運動、食事、休養の生活習慣全体によい影響を与えるようになるのです。

運動をすれば、つらい壁は乗り越えやすい

多くの人がダイエットに挫折してしまうのは、体重がほとんど減らずに数値がとどまってしまう時期、はじめてから二、三ヶ月ごろといわれます。

この時期に体重が減らなくなったのは、前にも述べたように、身体が生命の危機を感じて「適応」を起こしたからです。食事を制限するだけのダイエットで摂取エネルギーが減ったことに合わせて、消費エネルギーを減らそうとしたのです。この現象は、摂取エネル

ギーの減り具合が極端なほど強くあらわれます。

しかし、食事の制限だけでなく運動を併せて行うと、脂肪をつくりにくい代謝に変えることができてダイエットの効果が出やすい身体になり、「適応」というつらい壁を乗り越えやすくなります。ダイエットを成功させるには、運動は欠かせないのです。

食事の制限と運動は必ず併用する

一方、食べる量は変えずに、運動だけでやせようとしてもうまくいくものではありません。運動によって消費できるエネルギーは意外なほど少なく、なかなか効果が出ないと運動はエスカレートし、その反動として挫折してしまいます。

異なるダイエットを比較した例があります。軽度の肥満のAさんは食事を制限しただけ（一日一〇〇〇キロカロリー以内）、同じくBさんは食事の制限（一日一六五〇キロカロリー以内）と一日二時間の有酸素運動を組み合わせました。

一ヶ月後、AさんもBさんも、平均四・五キロの減量に成功していました。結果が同じでしたら、無理をしてまで運動を行う必要はないと思われがちですが、問題なのは何が減ったのか、その中身です。Bさんは、有酸素運動のおかげで筋肉が鍛えられたために、筋肉などの活性組織はほとんど減らずに体脂肪だけが減ったのに対して、Aさんは活性組織まで減ってしまったのです。

運動をすれば心臓や肺の機能が高まるので、体内に大量の酸素をとり込むことができ、体脂肪を減らしやすい身体になります。やはりダイエットは、食事の制限と運動を併用したほうがよいという証左です。

こま切れの運動でも効果がある

太っている人は、往々にして運動が苦手です。運動が苦手だから太ってしまったともいえます。そうした人たちに、これまでのように「週三回以上、一回に二〇分以上運動しましょう」「最低でも一日に一万歩は歩きましょう」とすすめても実行できるものではありません。ハードルが高すぎます。

たとえば、六〇分の運動は、まとめて一回で行っても、一回一〇分以上をこま切れに行ってもよく、自らのライフスタイルに合わせて無理なく続け、ダイエットにとって望ましい運動量に達しているかどうかが大切なのです。

運動といっても、本格的なスポーツである必要はありません。大切なのは毎日の身体活動を増加させることですから、日常生活に無理なく組み込める運動を選べばよいのです。

その中で最も手軽にできるのは、やはり歩くこと（ウォーキング）です。六〇分歩けば、二〇〇〜三〇〇キロカロリーは消費することができます。六〇分歩いてもわずか二〇〇〜三〇〇キロカロリーしか消費できないのなら、その分だけ食べる量を減らしたほうが面倒くさくないと思う人もいるでしょう。

しかし、運動もせず、極端に食べる量を減らしてしまうと、「身体の適応現象」によって体重の減少が停滞してしまうことは既述しました。運動不足は、身体を動かすときに消費する活動代謝エネルギーと生命を維持するために不可欠な基礎代謝（安静時代謝）エネルギーを減少させて、リバウンドがしやすい身体をつくってしまうのです。

運動は必ずしもまとめて行わなくてもよいのです。ちょっとした運動も決して無駄にはなりません。日常生活でこまめに身体を動かして、少しでも消費エネルギーを高めるようにすることがダイエットには有効なのです。

表11　3分間の歩行距離と歩行速度

		20代	30代	40代	50代	60代
〔男性〕	3分間の歩行距離（m）	375	360	360	345	345
	歩行速度（m／分）	125	120	120	115	115
〔女性〕	3分間の歩行距離（m）	345	345	330	315	300
	歩行速度（m／分）	115	115	110	105	100

『健康づくりのための運動指針2006〜生活習慣病予防のために〜〈エクササイズガイド2006〉』（厚生労働省）

運動をする前に欠かせない身体のチェック

歩いたり走ったり、自分に合った運動を選ぶには、その前に自分の身体についてよくチェックしておくことが必要です。

①持久力をチェック

持久力のチェックは、三分間「ややきつい」と感じる速さで歩いてみます。153ページの表11の距離以上を歩くことができたら、肥満に合併する生活習慣病の予防に有効な運動をするための持久力をほぼ備えていると判断できます。

②**筋力をチェック**

筋力は、椅子に座ったり立ったりを一〇回くり返してチェックします（155ページ図6参照）。かかった時間が表12の「普通」か「速い」であれば、肥満に合併する生活習慣病の予防に有効な運動をするための筋力をほぼ備えていると判断できます。

③**肥満の程度をチェック**

ＢＭＩ（体脂肪蓄積度）は、肥満の程度を判定する指標です。計算をしてみて、ＢＭＩが「普通体重」の範囲でしたら通常に運動しても心配はありませんが、ＢＭＩ二五以上の「肥満」で生活習慣病を合併していたり、ＢＭＩ三五以上の重症肥満の場合は、運動療法の前に主治医や専門医の指導を受けたほうがよいでしょう（ＢＭＩの計算方法は67ページ表2参照）。

④**検査数値をチェック**

自分の筋力、持久力、肥満度だけでなく、健康状態を無視して運動をすると逆効果にな

図6　筋力のチェック法

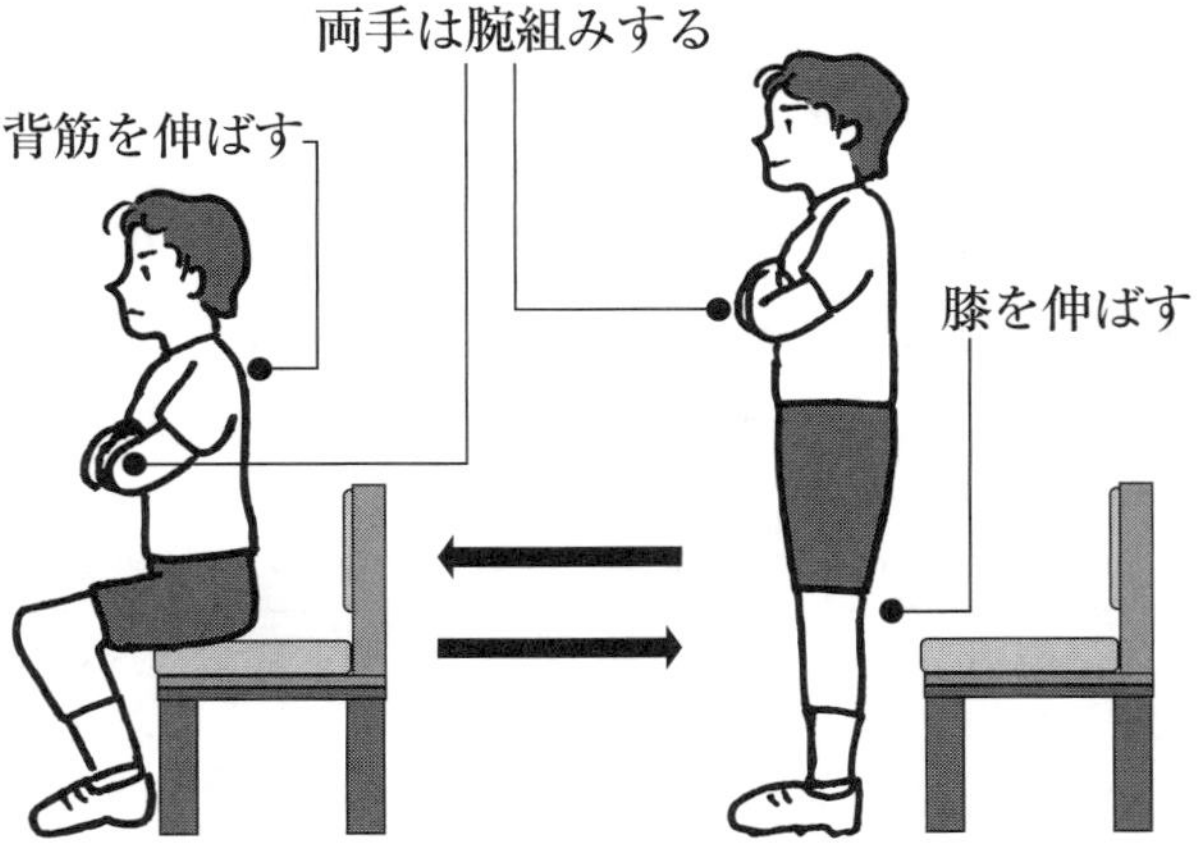

立ったり座ったりを10回くり返す

表12　座り立ち10回にかかる時間（秒）

年齢（歳）	男性			女性		
	速い	普通	遅い	速い	普通	遅い
20〜39	〜6	7〜9	10〜	〜7	8〜9	10〜
40〜49	〜7	8〜10	11〜	〜7	8〜10	11〜
50〜59	〜7	8〜12	13〜	〜7	8〜12	13〜
60〜69	〜8	9〜13	14〜	〜8	9〜16	17〜
70〜	〜9	10〜17	18〜	〜10	11〜20	21〜

『健康づくりのための運動指針2006〜生活習慣病予防のために〜
〈エクササイズガイド2006〉』（厚生労働省）

表13　運動するにあたっての検査数値の適応判定基準

	検査項目	問題なし	条件付き	禁止
高血圧症	血圧(mmHg) 収縮期→ 拡張期→	140-159／ 90-94	160-179／ 95-99	180以上 100以上
糖尿病	血糖(空腹時mg/dℓ)	110-139	140-249	250以上
脂肪肝	γ-GTP(IU/ℓ) GOT・GPT(IU/ℓ)	60以上 かつ 50未満	60以上 かつ 50-99	60以上 かつ 100以上

『運動療法処方せん作成マニュアル』(日本医師会)

ります。人間ドックで検査を行い、その検査数値が「問題なし」の範囲内であれば心配はいりませんが、「条件つき」「禁止」の値にあてはまる場合には、無理な運動をすると危険です(156ページ表13参照)。やはり、専門医や主治医の指導を受けましょう。

身体を動かす強さと量

これまで、「週二回以上、一回に二〇分以上運動するのが健康づくりのためには効果的」といわれてきましたが、厚生労働省は二〇〇六年、健康づくりに効果がある身体を動かす強さと量について、新たな基準を発表しました(158ページ表14参照)。

新基準によれば、ジョギングやテニスといった「運動」だけにこだわらず、歩くこと(ウォーキング）や床そうじなどの「生活活動」を含めた幅広い「身体活動」の中から、無理なくできることを選び、日々こまめに身体を動かす習慣を身につけることが大切であると示しています（『健康づくりのための運動基準２００６〜身体活動・運動・体力〜報告書』『健康づくりのための運動指針２００６〜生活習慣病予防のために〜〈エクササイズガイド２００６〉』いずれも厚生労働省）。

身体活動の強さは、「メッツ（METs Metabolic Equivalents）」という単位であらわします。座っているときは一メッツ、ウォーキング（歩行）は三メッツといったように、安静にしているときの何倍の強さであるのかを示したものです。

身体活動の量をあらわす単位は、「エクササイズ」です。メッツに時間をかけたもので、強さが三メッツの身体活動を一時間行うと三エクササイズになります。

これを基準にして、少なくとも四エクササイズ分の運動と生活活動とを組み合わせ、一週間の身体活動の量をトータルで二三エクササイズにするのが、ダイエットにとっても、望ましいというものです。

たとえば、生活活動からは、通勤に便乗して強さ三メッツの歩行（ウォーキング）を選

表14　身体を動かす強さと量の新基準

健康づくりのために、1週間の身体活動量はトータルで23エクササイズ。そのうちの4エクササイズ分は運動を行う。

身体活動
安静時より多くのエネルギーを消費するすべての動き

運　動
体力の維持・向上を目的に計画的・意図的に行うもの

生活活動
身体活動のうち、運動以外のもの

身体活動の強さを示す単位:「メッツ」

身体活動の強さを、安静にしているときの何倍かで示す。

＜例＞座っているとき＝1メッツ、ウォーキング（歩行）＝3メッツ
自転車＝4メッツ、軽いジョギング＝6メッツ、ランニング＝8メッツ

身体活動の量を示す単位:「エクササイズ」

メッツに時間をかけたもの。

＜例＞3メッツの身体活動×1時間＝3エクササイズ
6メッツの身体活動×30分（1／2時間）＝3エクササイズ

＊30分は1／2時間というように、「分」は「時間」に換算する

＜例＞ 運動の量が1エクササイズに相当する身体活動とその時間

運動	強度	生活活動
軽い筋力トレーニング:20分 バレーボール:20分	3メッツ	歩行(ウォーキング):20分
速歩:15分 ゴルフ:15分	4メッツ	自転車:15分 子どもと遊ぶ:15分
エアロビクス:10分 軽いジョギング:10分	6メッツ	階段昇降:10分
水泳:7〜8分 ランニング:7〜8分	8メッツ	重い荷物を運ぶ:7〜8分

＊上表を基準にして、できる運動と生活活動を組み合わせ、1週間の身体活動量を決める

『健康づくりのための運動基準2006〜身体活動・運動・体力〜報告書』
『健康づくりのための運動指針2006〜生活習慣病予防のために〜〈エクササイズガイド2006〉』(厚生労働省)

んで毎日一時間行えば三エクササイズ、週六日で一八エクササイズになります。運動からは、強さ六メッツの軽いジョギングを選んで、週末の一日だけ一時間行えば六エクササイズ。この両方を組み合わせると二四エクササイズとなり、一週間で二三エクササイズという基準をクリアすることができます。

このように、運動と生活活動の中から無理なくできることや、やりたいことを選び、それらを組み合わせてどのくらいの時間行えば一週間分の基準（二三エクササイズ）に達するかを計算すればよいのです。

運動に期待しすぎるのは禁物

四二・一九五キロのフルマラソンを走っても、消費されるエネルギーは約二四〇〇キロカロリー、ウォーキングは一万歩でも、約三〇〇キロカロリーです。

体脂肪一キロを減らすには七〇〇〇キロカロリーのエネルギーが必要ですから、運動によって一気に三キロ（二万一〇〇〇キロカロリー）減らそうとすると、フルマラソンを約九回続けて完走しなくてはいけないことになり（二万一〇〇〇割る二四〇〇は約八・八）、現実には不可能です。このように、運動によって消費されるエネルギーは、思っているほど大きいものではありません。

それでも、食事によるダイエットの効果が出やすい身体にするためには、運動は欠かせません。一回の運動に期待しすぎてしまうと無理をしがちになり、かえって身体を痛めてしまいます。運動はこまめに、習慣的に長く続けることを心がけるべきものです。

通勤に便乗する

一回の運動による効果は、三日以内に低下し、一週間でほとんど消失します(『肥満・肥満症の指導マニュアル』日本肥満学会編集委員会編・医歯薬出版)。それなら、運動は三日おきにすればよいともいえますが、実際の肥満治療では、週に三日以上運動をしないと持続的な効果はもたらされませんでした。やはり、健康的にやせるには、ほぼ毎日身体を動かすことは欠かせません。

サラリーマンが平日、運動のために時間を割くとしたら、早朝か深夜、昼休みしかありません。これまで運動する習慣がまったくなかった人にとっては、そのわずかな時間を使い、運動をするのは困難なことです。ですから、運動ということをあえて意識しないで、毎日一〇分以上身体を動かすのが望ましいのです。

また、わざわざ運動するということになると、なんだかんだと理由をつけてサボりがちになりますが、通勤となれば否応なしにほぼ毎日のことです。通勤と運動をうまくドッキングさせることは、運動を長く続ける最も確実な方法です。

駅ではエレベーターやエスカレーターに乗らずに階段を利用することはいうまでもなく、自宅（オフィス）と駅（バス停）のあいだは、いつも歩き慣れた道ではなくわざと遠まわりしてみる、下車する駅（バス停）を最寄り駅の一つ手前か先にずらしてそこから歩く、マイカーで通勤している人はその回数を減らすか、すべて電車やバス通勤に切り替える、いくつかの通勤ルートが考えられる場合はできるだけ多く歩けるルートを選ぶなど、さまざまな工夫ができると思います。

電車に乗っているときは、つり革につかまりながら、ずっとつま先立ちをしてみます。かかと部分がないダイエットスリッパが市販されていますが、つま先立ちによって足の筋肉が鍛えられ、足全体の血行が促進され、基礎代謝のアップにもつながります。

オフィスでも、エレベーターを使わない、商談で外出するときはタクシーでの移動は避ける、昼食はオフィスからできるだけ遠いお店まで歩いて行くなども一工夫でしょう。こうしたことなら、やろうと思えばすぐにでもできそうです。

しばらくすると、身体を動かすことに慣れてきて、いつもしていることをしないと気持ちが悪いといったモードになったらしめたものです。身体を動かすことが習慣になった証拠で、本格的に運動にとり組むきっかけをつかんだことになります。

運動を長く続けるコツ

運動をはじめとした身体活動は、長く続けないと効果がありません。ついつい挫折しがちな気持ちをどう克服したらよいか、そのコツを紹介しましょう。

①気楽な気持ちで、無理をしない

歩くにしても走るにしても、運動は楽しくなければ長続きはしません。いつも決まったコースでは飽きてしまいますから、楽しめるコースをいくつかもうけておくとよいでしょう。ひたすら歩いたり走ったりすることを目的とするのではなく、歩きながら走りながら、何か別の楽しみに出会えるようにすることも大切です。

雨の日も、風の日も、過酷な条件にもかかわらず黙々と運動している人を見かけますが、無理をするとつらさは増すばかりです。悪天候のときや、体調がすぐれないときは、迷うことなくやめることです。「何もやらないよりは、わずかでもやったほうがまし」くらいの余裕があったほうが、何事も長続きするでしょう。

②運動をしやすい環境をつくる

運動のたびに準備に時間がかかってしまうと、だんだんと面倒になってしまうものです。ジャージは整理ダンスにしまわないで、すぐ着られるようにいつも見えるところにかけておく、シューズは玄関に出しっぱなしにしておく、携帯するものはいつも同じところにまとめておいておくなど、いつもスムーズにはじめられる環境をつくっておきます。

運動を妨げる要因があれば、できるだけとり除いておくことも大切です。つらさに耐えながら行うことには限界があります。ウォーキングが退屈だと思ったら、いつものコースを変えてみる、友だちや仲間を誘ってみる、安全に配慮しながら、携帯型の音楽プレイヤーで音楽を聴いたり、英会話を勉強しながら歩くといった工夫をすると、ただ歩くだけのつらさは感じなくなります。

③毎日決まった時間に行う

ダイエットのために、一日のうちでいつ運動するのが最も効果があるかについて、医学的におすすめする時間帯はとくにありません。ただし、朝になったり夜になったり、食前だったり食後だったりと、その日によってまちまちですと、あれこれ言い訳をして怠けがちになります。

大切なのは、どうしたら長続きできるかの工夫をすることです。それには、自分にとって、これなら毎日無理なくできるという同じ時間を決めるのがベストです。そうすれば、その時間に合わせるように身体のリズムができてきて、運動を習慣にしやすいからです。はじめは、毎日がつらければ、三日続けたら一日休むというペースでスタートしてもまったく問題はありません。

④翌日に疲れを残さない

運動の疲れを翌日にまで残さないことです。疲れが残っていては、運動への意欲と量が減ってしまい、長く続けることもむずかしくなります。入浴や十分な睡眠によって、疲れをとり除くこと。あるいは、とり除ける程度に運動量をおさえ、決してがんばりすぎないことです。

もし、どうしても疲れがとれていなければ、その日は運動をやめてしまいましょう。

⑤マシンを使って「ながら運動」をする

運動のために外に出るというのは、天候にも左右されやすく、たしかに面倒なことかもしれません。とすれば、家の中で何かを楽しみながら同時に身体を動かす一石二鳥をねらうこともできます。

たとえば、スポーツ選手がトレーニングなどによく使っているマシンを一台、部屋におくことをおすすめします。トレッドミル（ルームランナー、ヘルスジョガー）は、ジムなどにおいてあるランニングマシンで、電動の走行ベルトの上に乗り、スピードや傾斜を調整しながら自分のペースに合わせて有酸素運動（ウォーキングやランニング）をすることができます。走った距離、時間、速度や消費カロリーもパネルに表示されます。走行ベルトが自走式のものであれば、よりコンパクトで収納にも困りません。ペダルをこぐタイプの自転車エルゴメーター（エアロバイク®、エクササイズバイク、フィットネスバイク、マグネットバイク）でも同じ効果が得られます。

毎日がどんなに忙しくても、三〇分や一時間はテレビを観るでしょう。その時間、ただごろんと横になっているのではなく、こうしたマシンに乗って「ながら運動」をすることも効果的です。テレビを観たり好きな音楽を聴きながらであれば、三〇分や一時間、身体を動かすのもそれほど苦ではなくなるはずです。こうしたマシンを使えば、寒い日、暑い日、雨の日も気にせずに運動ができます。

⑥高価なものでかたちを整える

運動をはじめるにあたって、ウェアやシューズなど高価なブランドものを手に入れるのも、長続きにつながる一つの方法かもしれません。デザインも性能も最高クラスのもので、出費がかさむほどよいのです。ホノルルマラソンを完走するぞと宣言してしまう、人もうらやむ外国製のマウンテンバイクを買ってしまう、有名人も通うような一流のフィットネスクラブの会員になってしまうのもよいでしょう。「せっかく手に入れたものを、使わないのはもったいない」という気持ちが、動機を高めます。

ダイエットに効果がある運動は、ウォーキングやジョギングだけではありません。サイクリング、水泳、エアロビクス、テニス、バドミントン、ボウリング……。かっこよくて楽しそうな運動ならとっつきやすく、目標とする一週間分の基準となる二三エクササイズもクリアしやすいでしょう。

どんな理由であろうとも、そのことで他人からどう思われようとも、まずはかたちを整えて、そこに自分をやんわりと追い込み、そこから抜け出しにくい状況をつくってしまうのです。大切なのは、身体を動かすことを習慣にしてしまうことなのです。

第七章　奥さん任せにせず、食の知識や技術を身につける

ダイエットの目標は、肥満症の人は六ヶ月で現体重の五%減、メタボリックシンドロームとその予備群の人は三〜六ヶ月ほどで三キロの体重減、それに伴う三センチのウエストサイズ減で、そのあとの六ヶ月から一年、減った体重を維持することです。そのために、食事と運動を上手に組み合わせることがポイントであることは既述しました。

そのうちの食事についていえば、

①適切な摂取エネルギーの制限
②適切な栄養素の配分
③誤った食習慣の改善

が、原則です。ダイエットというと、①の食事の量を減らすことだけにスポットがあたりがちですが、栄養が偏ったり誤った食習慣を続けている限り、ダイエットの効果を保つことはむずかしいでしょう。

厚生労働省によると、二人に一人が現在の食習慣の誤りに気づいていて、中でも「食品を選んだり、食事のバランスを整えるのに困らない知識や技術を身につけたい」と願っている人が最も多いという調査結果があります（『平成17年国民健康・栄養調査結果の概要』）。

食の知識や技術を身につけたいという願いは、食に対する意識（自覚や関心）があるからこそ芽生えてくるものであり、これまでダイエットに失敗ばかりしている人の多くは、この部分の欠如が大きな要因の一つとなっていることは否定できません（172ページ図7参照）。

太りすぎた野生動物はいない

生きているものにとって、「食べる」というのは、生命を維持していくための本能的な欲求であり、基本的な行動です。

人は、誕生してから長い年月、飢餓との闘いを続けてきました。ところが、食物を食べたいだけ食べられる飽食の時代を迎えると、飢えを満たしたい、栄養をとるために食べたいという欲求にとどまらず、よりおいしいものを味わい楽しみたいという欲望を抱くようになりました。

図7　食習慣についての改善意識(項目別)

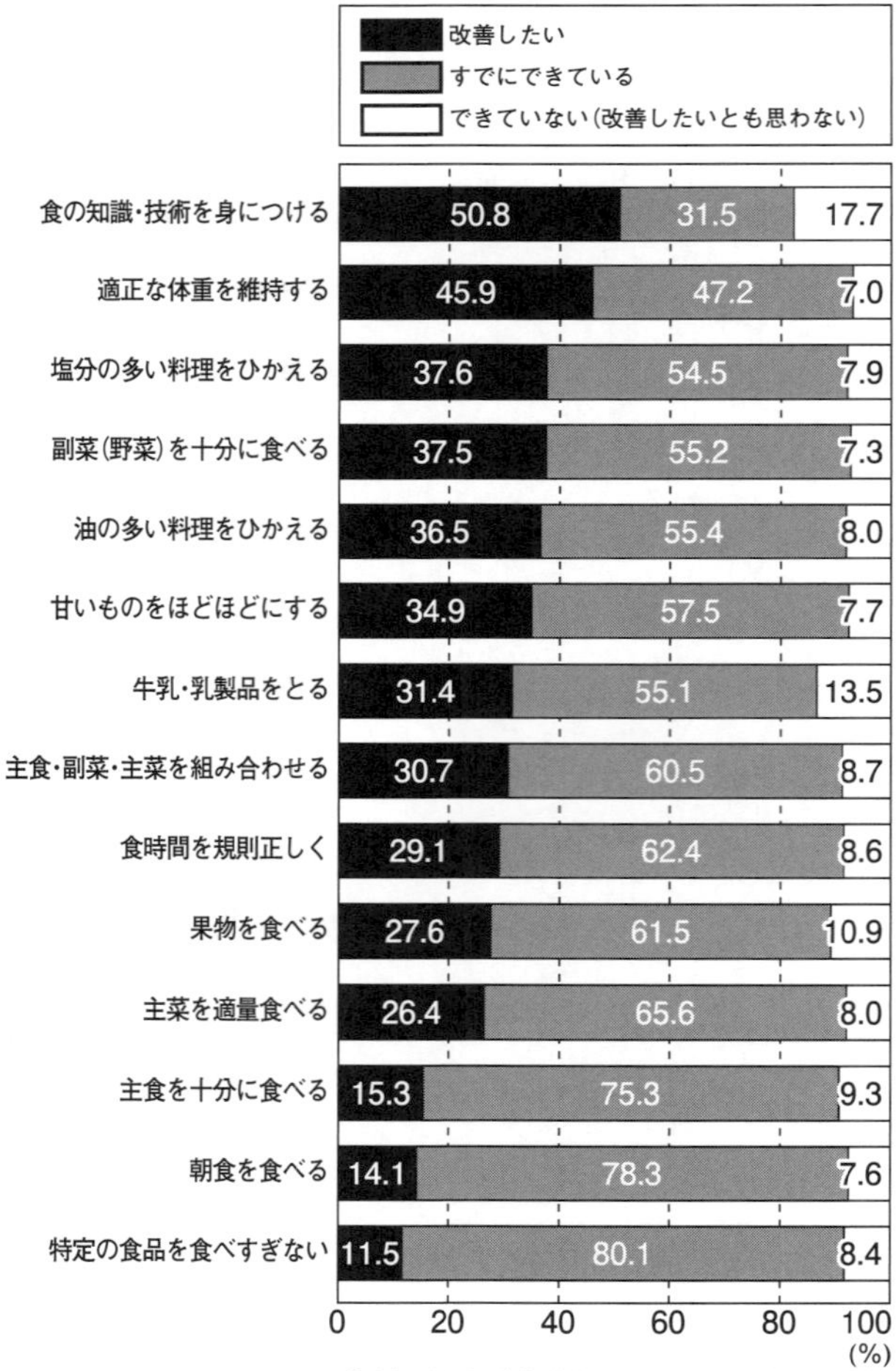

『平成17年国民健康・栄養調査結果の概要』(厚生労働省)

人はだれも、食べすぎたら間違いなく太ってしまうことはわかっているのに、なぜ食べすぎてしまうのでしょうか。それは、満腹感に気づかず、あるいは満腹をおさえることができずに、味覚や嗜好がいともたやすく満たされる時代になったからに他なりません。

本能とは、動物のそれぞれの種が、生まれながらにしてもちあわせている固有の行動の様式や能力を意味します。「本能のおもむくままに」と聞くと、そこに食物がある限り、いつまでもむさぼる動物の姿を想像しますが、現実にはそういったことはありません。野生動物にとって、太って獲物を追いかけられなくなることは、すなわち、死を意味します。人間が餌を与える動物だけが太るのです。

食への無関心は避ける

飽食の時代、食べたいものを食べたいだけ食べ続けてよいのでしょうか。「腹八分に医者いらず」「腹も身のうち」と、日本には昔から、暴飲暴食をつつしむ食文化がありました。「食うに倒れず、病に倒れる」は、食道楽で家計が破綻し倒れる人はほとんどいないが、食べすぎて肥満になり、病気になって倒れる人は多いという意味です。食欲に変調をきたし、肥満をもたらす食の環境は、すぐにでも正常な状態に戻さなければなりません。

今、日々の家庭生活や学校での教育によって、健康に暮らすための食の知識や技術を身につけることがあらためて求められている気がします。

それには、一人ひとりが食に対して無関心であってはなりません。「空腹が満たされるのであれば、何でもよい」というのではなく、あふれる情報の中から、何をどのように食べたらよいのかについて、選ぶ、考える、判断する能力を身につけることです。

その手段として、料理教室や講習会に通って、料理の専門家や栄養士などの第三者からアドバイスを受けることも、ときには必要でしょう。

食に無関心なまま、マニュアルにしたがうだけの漫然としたダイエットに、成功は約束されません。

自分の食べ方を正確に把握する

毎日毎日、ごく当たり前に食事をとりながら暮らしているために、自分自身がどういう食べ方をしているのか、その特性を正確に把握している人はほとんどいないといっても過言ではありません。たとえば、他人から見れば明らかに食べすぎなのに、本人がそのことを自覚していない、そのことに気づいてすらいないこともよくあります。

実は、このことが、ダイエットにとって大きな落とし穴となっています。

自分が過食であることの自覚もなく、「太ったのは食べすぎが原因である」ことに気づいていない人に対して、「食事の量を減らしなさい」といわなければいけないところに、ダイエットのむずかしさ、やっかいさがあります。

そこで、自分は食べすぎなのか、そうではないのかなど、自分の食べ方の特性を客観的に判断することが重要になってきます。それがわからなくては、自分がなぜ太ったのかの原因を明らかにすることができないからです。そのことを認識するために、次のことをおすすめします。

①食事日記をつける

自分の毎日の食習慣について、こまめに記録をつけることが最良です。面倒がらずにいつもノートやメモ帳を持ち歩き、朝、昼、晩の三食分だけでなく、一日に口にしたもののすべてをすぐに記録することをおすすめします。食物の種類や量だけではなく、食べはじめた時刻と終わりの時刻、だれとどこで、何をしながら、どんな気分で食べたかなど、食事にかかわる状況をできるだけ詳しく書きます。

②生活活動日記をつける

食事日記に加えて、朝起床してから夜就寝するまでのおおよその運動量（生活活動）を、時系列順にできるだけ詳しく記録に残しておくと、なおよいでしょう。日本のような先進国では、食べすぎよりは運動不足が、肥満の原因に大きくかかわっていることがわかっています。自分がどのくらい運動をしているのかを知ることも、ダイエットにとっては大切です。そのことを認識するためにも、次のことをおすすめします。

③毎日歩数をはかる

自分の日々の運動量を知る目安として、歩数計を利用する方法があります。歩行は、日常的な行為ですが、自分が一日にどのくらい歩いているか（歩数）を知ってはじめて、歩くことに対する興味や関心がわいてくるものです。通勤のときも、歩数計を携帯して、一日にどのくらい歩いているのか、どのくらいの時間や距離を歩くと、どのくらいの歩数になるのかを試してみてください。歩数を実感することは、とても大事ですし、楽しくもあります。

歩数計というと、腰のベルトにはさむものというイメージがありますが、最近のものはポケットやカバンに入れるだけのタイプ、腕時計タイプなどさまざまです。歩数に限らず、歩行時間や歩行距離、消費カロリーや体脂肪燃焼量が表示されて、パソコンにつないでデータの管理ができるものまで、多機能化が進んでいます。

歩数計が一つあれば、歩いたことの記録が残り、その効果を数値で確認することができるために、ダイエットを続ける励みにもなります。

④毎日体重をはかる

肥満症の人は六ヶ月で現体重の五%やせる、メタボリックシンドロームとその予備群の人は三〜六ヶ月ほどで体重三キロ減、それに伴うウエストサイズ三センチ減といった数値目標を決めたら、自分の体重がどのくらい変化したかをたしかめながら、目標に向かって進むことが大切です。数値を見て、成果があがっていることの確認ができたら、そのことがダイエットを続けることを後押ししてくれます。

朝起きてトイレをすませたあと、すぐに体重をはかるというのが理想ですが、夜でも毎日同じ時間にはかることが望ましいのです。

朝より夜のほうが五〇〇グラムぐらい増えているのが普通ですし、水分をとりすぎた翌日には少し体重が増えることがあります。体重は、ちょっとした条件でも変化しますので、わずかな増減に一喜一憂する必要はありません。

⑤体脂肪をはかる

ダイエットで減らすのは身体についた余分な体脂肪であり、体脂肪率（身体を構成する成分のうち体脂肪が占める割合）がどのくらいなのか、昔と比べて減っているのかどうかを知りたくなるものです。

近年、市販されている体重計のほとんどに体脂肪率の測定機能がついていて、身体に電流を流して電気抵抗値を測定し、電気抵抗の変動から体脂肪率を推定する生体インピーダンス法が採用されています。

しかし、この測定法では、現段階で体脂肪量を高精度に測定するには限界があります。また、体脂肪率自体が不安定で、医学的には参考値という扱いになっています。数値一つひとつにとらわれることなく、その変化の長期的な傾向を知る程度にしましょう。

毎日、つぶさに日記をつけたり記録をとることはとても根気がいることですが、ダイエットのためにと思って、最低でも一、二ヶ月は続けてみましょう。専門医が指導する肥満の医学的療法においても、減食療法に併せて、このような記録に立脚した行動修正療法が採用されています。

ダイエットに成功した人の多くが、「こまめに記録をつけることは、自分のことを客観的に分析するのに、とても役に立った」と証言しています。それによって、太った原因が何であるかが突き止められれば、日々の暮らしにおいて改善すべきところは改善しつつ、自分自身に最もふさわしいダイエットを行うことができ、成功の確率を高めます。

⑥積極的にわが家のキッチンに立つ

育った年代から「男子厨房に入るべからず」の古い慣習にとらわれ、暇がないから、不器用だから、やったことがないからと言い逃れて、料理をいっさいしない中高年の男性が目立ちます。

しかし、ダイエットのために、自ら料理することを強くおすすめします。食材を選ぶにあたって、何が旬で、産地がどこで、安全なのかどうか、どんな栄養素が含まれているのかが気になるものです。調理にあたっては、油で炒めたり揚げたりするより、生のまま、あるいは煮たり焼いたりしたほうがダイエットにとってプラスになることがわかり、さまざまに創意工夫ができます。食卓に出されたものにただ箸《はし》をつけるだけではわからなかったことが見えてきて、食への関心を高めることに役立ちます。

何事も、はじめるにはきっかけが必要です。インターネットで検索すると、全国各地で男の料理教室が開催されています。そこに通えればいいのですが、仕事をしながらでは制約も多いことでしょう。

そこで、週末や休日は、わが家のキッチンに積極的に立つことにします。その気があれば、料理の入門書を片手にチャレンジすることもできます。しかし、調理器具や食器、食材、調味料などがどこにあるのか見当もつかない奥さんの〝牙城《がじょう》〟に入って、一人で悪戦苦闘するのもハードルが高いかもしれません。

そう考えると、奥さんのお手伝いからはじめるのが無難です。じゃま者扱いされないように、事前に理由をきちんと説明して、奥さんに理解と協力をあおぎます。どんなに細かいことでも、奥さんの指示に従い、やり方がわからなかったら教えてもらいます。もちろん、メニューを考えることも、スーパーでの買い物にも付き合います。鍋《なべ》のときは鍋奉行を、庭でのバーベキューのときは仕切り役を積極的に買って出ます。そして、できるだけ早く、自分が得意とする料理を見つけることです。

こうして、徐々にキッチンにも慣れ、料理の手順を覚えていけば腕は着実にあがり、レパートリーも増え、料理の楽しさが実感できます。

料理する喜びが、ダイエットをバックアップ

「うちの主人、カップラーメン一つつくることもできないのよ」

「男は仕事、女は家庭」と男女の役割がはっきりしていた時代であれば、奥さんのこんなひと言にも、たくましい企業戦士に徹する夫と、家の中で夫をつつましく支える妻との関係をほほえましく感じることもあったでしょう。

しかし、もう時代は違います。カップラーメンにお湯を注ぐこともできず、テレビを観ながら料理のできあがりをひたすら待ち続けているような男性は、はたして高い評価を得られるでしょうか。

女性の社会進出に伴って、家事の役割分担も男女の区別なく、「できる人が、できることを、できるときにする」というあり方に変わってきたようです。「男だから」とか「仕事が忙しいから」を口実に、何もかも奥さん任せにしないで、自分でできることは積極的にどんどんやる。それでもなお、やりきれないことがあればお互いが補い合う。そのために新たな意識改革が求められています。

近ごろ、手づくりのお弁当を会社に持参する「弁当男子（お弁当派男子）」とよばれる独身男性が急増しています。多くの人が、はじめは不況の中で少しでも支出を減らしたいという節約がきっかけだったようですが、健康やエコ、リフレッシュ（気分転換）といった理由も浮かび上がってきています。

食に対して興味や関心をもち、食の大切さを自覚し、「何を、どう食べたらよいか」をきちんと考えて行動するために、料理する喜びは大きく貢献するはずです。

こうした具体的な行動は、ダイエットの動機を強め、その成功に導く大きな原動力になるはずです。

おわりに

ダイエットは、ただ体重を減らすということが目的ではありません。体重（体脂肪）を減らすことによって、病的な肥満である肥満症やメタボリックシンドロームから脱却し、健康な状態を維持するための生活習慣を身につけ、二度と太らないように、生活上手になるための手段です。

健康になるためのダイエットの数値目標は、肥満症の人は六ヶ月で現体重の五％減、メタボリックシンドロームの人は三〜六ヶ月ほどで三キロの体重減とそれに伴う三センチのウエストサイズ減です。そして、次の六ヶ月から一年は減らした分を維持するという持久戦です。この場合の体重減少は、体脂肪の減少によるものでなくてはなりません。食生活の改善だけではなく、必ず運動を伴うことが重要であり、一日分の運動はまとめて行わなくても、一回一〇分以上を数回に分けて行っても効果があるのです。これらのことを、本書ではくり返し述べてきました。

これまでのダイエットは、たとえば身長一七二センチ、体重九〇キロの人は、標準体重の約六五キロを目指して二五キロも体重を落としましょうということでした。また、毎日一万歩も歩かないと、運動の効果はないといわれてきました。本書が示すダイエット法は、だれもが実践できて結果が出るものです。


ちまたでは、「一週間で〇〇キロやせる驚異のダイエット法」といったうたい文句で、単品ダイエット、偏食ダイエット、部分やせダイエットなどが喧伝《けんでん》されています。インターネットで、〝夢のやせ薬〟と称したものを買わされ、被害にあう事件があとを絶ちません。

面倒をかけずに短期間でやせたいと願う心理は、無理もないことです。

かりに、こうしたダイエットで何キロかやせた人がいたとしても、問題なのは、やせたということだけが強調され、はたしてその人たちが、その後も長期間にわたってリバウンドもせずに、健康に暮らしているのかどうかにはまったくふれていないという事実にあります。実際にはほとんどの人が、一時的に体重は減ったものの、あっけなくリバウンドをし、体調をくずし、喜びも束の間だったことはほぼ確実です。

どんなに食べても太らないという人は例外で、私たちの多くは、これからもずっと、ダイエットと無縁ではいられないでしょう。そうであれば、失敗することがわかっている過激なダイエットに、また手を出して、無駄な時間を費やすことをやめ、確実に結果の出るダイエットを行うべきです。

会社でも家庭でも、責任ある立場にいる人は、肥満症やメタボリックシンドロームを脱却して、自らの健康を自らの手できちんと管理する使命があります。健康であるからこそ、楽しい人生が送れると思うのです。

ダイエットに、近道もサプライズもありません。少し時間がかかるかもしれませんが、確実なダイエットを目指すことに、本書がお役に立つことを願っています。

二〇一〇年四月

井上修二

図版作成／クリエイティブメッセンジャー

井上修二（いのうえ　しゅうじ）

一九三八年生まれ。東京大学医学部卒業。日本肥満学会名誉会員（元理事長）。医学博士。桐生大学副学長兼医療保健学部長。共立女子大学名誉教授。聖マリアンナ医科大学、昭和大学医学部、国立健康・栄養研究所客員研究員。瑞宝小綬章受章、日本肥満学会功労賞受賞。著書・監修書に『危ない！　そのダイエットはやめなさい～博士が明かす成功法則』『中性脂肪を減らす簡単メニュー』『食べて治すお料理大百科』他。

医師《いし》がすすめる男《おとこ》のダイエット

集英社新書〇五三九Ｉ

二〇一〇年四月二一日　第一刷発行

著者……井上修二《いのうえしゅうじ》

発行者……舘　孝太郎

発行所……株式会社集英社

東京都千代田区一ツ橋二-五-一〇　郵便番号一〇一-八〇五〇

電話　〇三-三二三〇-六三九一（編集部）
〇三-三二三〇-六三九三（販売部）
〇三-三二三〇-六〇八〇（読者係）

装幀……原　研哉

印刷所……凸版印刷株式会社

製本所……株式会社ブックアート

定価はカバーに表示してあります。

ISBN 978-4-08-720539-8 C0247

Printed in Japan

a pilot of wisdom

政治・経済――A